大展好書　好書大展
品嘗好書　冠群可期

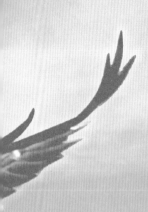

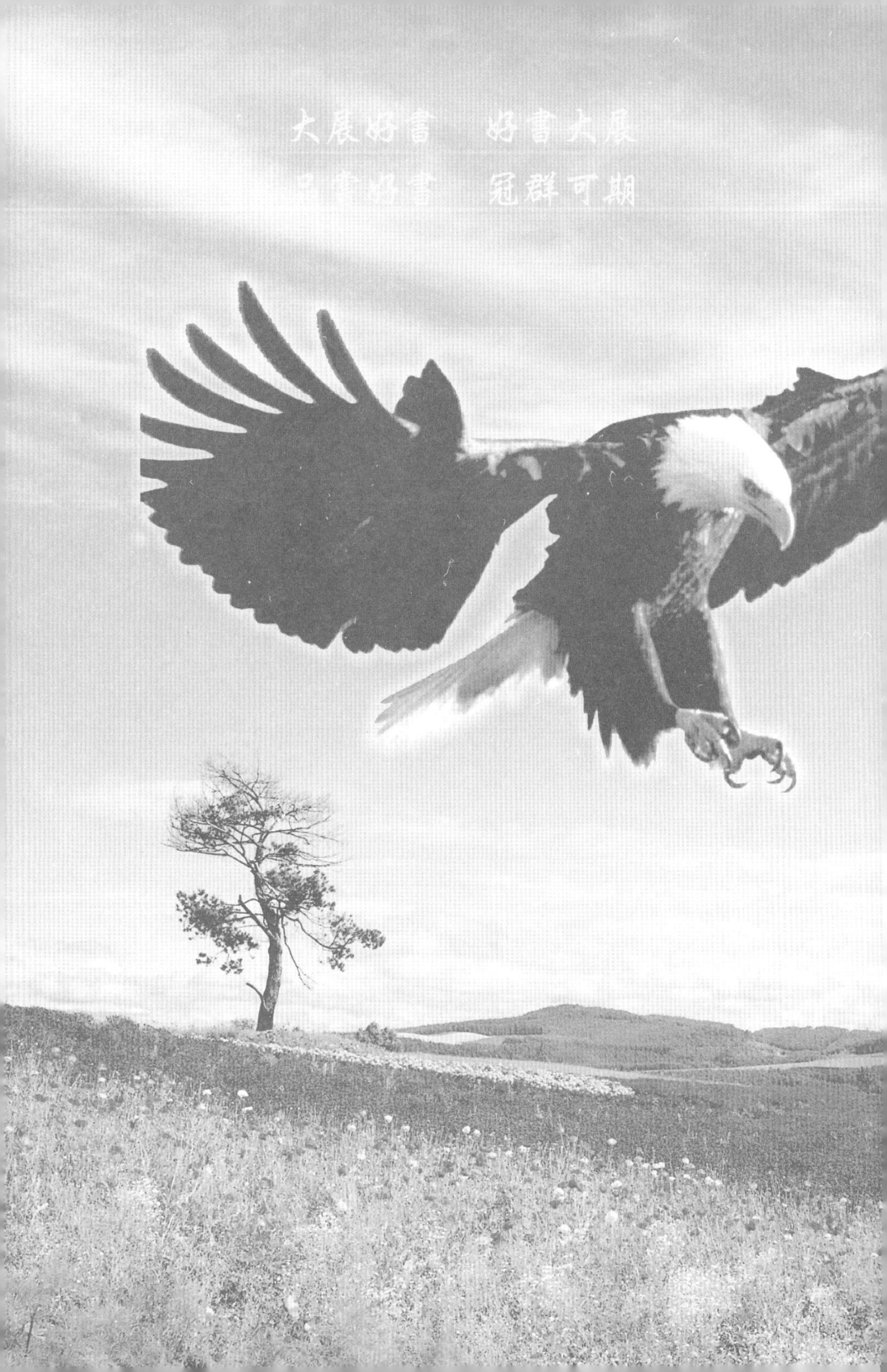
大展好書　好書大展
品嘗好書　冠群可期

養生保健 30

中國少林禪密功

齊飛龍／著

大展出版社有限公司

國家圖書館出版品預行編目資料

中國少林禪密功 / 齊飛龍 著
—初版—臺北市：大展，2000【民89】
面；21公分—（養生保健；30）
ISBN 978-957-557-999-9（平裝）
1. 氣功
411.12　　89004731

中國少林禪密功

編 著 者／齊　飛　龍
發 行 人／蔡　森　明
出 版 者／大展出版社有限公司
社　　址／台北市北投區（石牌）致遠一路2段12巷1號
電　　話／(02) 28236031・28236033・28233123
傳　　真／(02) 28272069
郵政劃撥／01669551
網　　址／www.dah-jaan.com.tw
E-mail／service@dah-jaan.com.tw
登 記 證／局版臺業字第2171號
承 印 者／傳興印刷有限公司
裝　　訂／承安裝訂有限公司
排 版 者／弘益電腦排版有限公司
授 權 者／北京人民體育出版社
初版1刷／2000年（民89年）6月
初版2刷／2007年（民96年）7月
定價 / 200元

前言

中國少林禪密功根於少林寺秘傳內功、唐密功、瑜伽功和藏密功。少林氣功和密宗氣功是中國珍貴的氣功文化遺產，是具有中華民族特色的健身養生和醫療保健的運動，不但歷史悠久，而且內容豐富，在國內外享有盛譽。

少林寺秘傳內功和密宗氣功，其功法多以師傳口授心傳或以秘傳方式進行傳授。

本人早年入佛門，拜嵩山少林寺高僧素雲法師為師，潛修苦煉數年，研讀佛經、道經、聖經、古蘭經，在青海、西藏又受多位活佛指點，並有幸受十世班禪額爾德尼・卻吉堅贊大師的育功真傳二百三十九天。為促進全民健身，科學養生，提高人民身心素質，我願把自己所學的功法和秘傳貢獻於世，並擇其精華，將佛、道、儒、醫、武諸家融合，創立了中國少林禪密功。

為滿足廣大習練少林禪密功學員的迫切需求，參考有關資料，編成中國少林禪密功試用教材。

本教材分為三篇，第一篇是氣功基礎知識；第二篇為中國少林禪密功功理；第三篇為中國少林禪密功基礎功法要領。附錄中介紹了學員修煉效能體悟，及一些養生資料。由於本人水平有限，缺點和謬誤難免，當今國內外氣功高手如林，故懇望各位前輩與同道們賜教，並切盼廣大少林禪密功功友們透過鍛鍊實踐，探討研究，提出寶貴意見，以便不斷修正、充實，完善提高。

國家體委、中國氣功科學研究會、中國醫學氣功科學研究會、天津市委市政府的有關領導十分關心天津飛龍養生康復學校的發展，以及中國少林禪密功的普及推廣工作。

國家體委副主任劉吉、中國氣功科學研究會副理事長李雲楠、中國醫學氣功科學研究會副會長兼秘書長杜洛伊等親自題詞。

中國氣功科學研究會理事長黃靜波老先生，也於九八年七月視察了飛龍養生學校後，寫了「飛龍傳神濟世人、功德無量揚寰宇」；「正氣傳春秋，鐵肩擔道義」等題詞。

另外在《中國少林禪密功》一書中；一些氣功修煉有素的前輩、專家、學者給予了熱情幫助。天津市氣功科學研究會辦公室主任郭書貴為本書代寫了序言；南開大學書法家陳雲君教授為本書題寫了書名，在此表示衷心的感謝。同時感謝天津市氣功科學研究會理事中醫專家于雲升；天津體育學院錢雲教授，醫學專家魏錫光研究員，天津教委和體委的李淑榮、田津生二位老師。

同時感謝各界人士對飛龍養生學校的支持和贊助。

齊飛龍

飛龍先生簡介

（代　序）

齊飛龍（法號釋德龍）先生是中國少林禪密功創立人、中國嵩山少林寺第三十一代金剛一指禪掌門人，現任以研究、開發和經營養生產品爲主的天津飛龍有限公司董事長、天津飛龍養生康復學校校長，兼中國易學《伏羲八卦》研究會會長、天津醫學氣功學會副秘書長、香港中醫養生康復院名譽院長及少林武術國際部教官等，是當代蜚聲中外的著名氣功師。

飛龍先生出生於河南一個世代中醫兼武術世家，從幼受家學熏陶，未臻入學之齡，其祖父所教醫家《湯頭歌訣》即能背誦爛熟。他習練武功認眞刻苦，從無荒廢與怠惰。

他高中畢業後入嵩山少林寺拜高僧素雲法師爲師，潛修苦練數年，不僅熟讀了佛教的經典，學習了佛教的禮法，更練就了一身好武功。他天資聰穎，悟性超常，極得素雲法師的讚賞，把少林寺鎮寺大法「禪圓功」傳授於他。這一功法乃是少林寺的秘傳內功，也是少林寺的護山法寶，它與坐禪心意六合同是少林內功之精粹。入少林寺出家的僧人，並不是人人都能學得此功。因爲少林寺規定此功不能輕易傳人，齊先生卻有幸獨得此功。

他掌握「禪圓功」之後，遵照師囑離開少林寺，先後到了青海和西藏，在那裡得到幾位功德高厚的活佛的指點，特別是得到十世班禪額爾德尼、卻吉堅贊大師的育功眞傳。

飛龍先生深得佛家藏密大法的眞傳，又把禪圓功與藏密功融爲一體，並吸取儒、道、醫、武諸家之長，創出獨具特色的少林禪密功。他先後到全國幾十個大中城市及美國、日本等十多個國家傳功授法，所到之處無不爲之轟動。

他集醫術、氣功和武術於一身，精通正骨、按摩、針灸之術，在傳統的中醫理論基礎上，獨創出八卦口針絕技。他運用氣功和中醫醫術，在國內外治癒了諸多疑難病症。在治療高（低）血壓、膽（腎）結石、肝炎、肺炎、心（腦）血管病、糖尿病、腫瘤、性病，以及開發人體潛能、提高人的智慧和增進美容等方面尤有驚人之成績。

飛龍先生自出山以來，廣行善事，以濟世救人、普渡衆生爲己任。在他看來，一個人只要心中有佛，只要爲人多做善事，只要能把自瘦的一切都奉獻給世人，那麼這個人就是「活佛」。他說：「有大智大德之人就是活佛。雷鋒、焦裕祿、孔繁森……他們全心全意為人民服務，他們就是有大功大德的人。」

飛龍先生經常對學員們講：「氣功是中國哲學與養生的化一，是人類精神的最高境界……它有玄的一面，不可知的一面。科學不僅要研究已知的，還要研究未知的，如果光研究已知不研究未知，科學就要僵死、窒息……它之所以玄妙，是因為還沒有真正的被理解，科學對人體的剖析還沒達到高深的境界。」「有些人練功總想一天內又多生出一隻眼，所以練偏……其實眞正的態度應是有意練功無意成功。生命在於科學運動，只有運動與循環才能更新，提高自身免疫力，提高身體素質……世上一切都是身外之物，只有身體是自瘦的。」

飛龍先生樂善好施，為人治病解難不計報酬，他把許多收入捐給了慈善事業，許多機構授予他榮譽證或功德書。他為第四十三屆世乒賽捐資，受到天津市有關領導的表彰。還為天津大悲院、嵩山少林寺、河南龍泉寺、徐州大雄寶殿多處寺廟的修復布施，共計四十多萬元。

一九九六年十二月三十日至一九九七年一月三日，飛龍先生以中國少林禪密功創立人和天津飛龍養生康復學校校長的身份，應邀出席了首屆全國全民健身氣功養生交流大會，中國少林禪密功被定為優選功法，在大會上作了演示，受到各級領導和同行們的讚揚。

飛龍先生風華正茂，身懷絕技，志偉願宏，是個有理想、有抱負的實幹家。

我早年畢業於外國語學院，長期從事翻譯工作，後進行企業思想政治工作的實踐與研究，八十年代中期接觸氣功常年習練不輟，廣獵氣功基礎理論知識，深受其益，與氣功結下不解之緣，並願爲發展氣功科學事業做些力所能及的有益事情。從工作崗位退下之後，應邀到天津市氣功科學研究會工作，從而有緣結識了飛龍先生，互有相識恨晚之感，於是成了忘年之交。

雖然我們交往時間不長，但他爽朗、坦蕩、雷厲風行的武林風範，他傳功、授業、解惑、虛懷若谷的浩然氣度，他探索、研究、驗證人體奧秘的科學態度，他結緣、處世、待人眞實不虛的心境，他自信、自立、自強、勇於開拓奮進的精神，皆給我留下了深刻印象。

我深信，《中國少林禪密功》的推出，會有助於中國少林禪密功的推廣、普及和弘揚光大。

郭書貴

目錄

第一篇　氣功基礎知識

第二篇　中國少林禪密功功理

第三篇　中國少林禪密功功法要領

第一篇

氣功基礎知識

氣功、氣功學的概念

氣功是中華民族的瑰寶，它包涵了數千年來先人從人生實踐中體察到的人體生命眞諦和袪病養生之道。「氣功」一詞古已有之，但未被普遍採用。二十世紀五十年代初，經劉貴珍先生提倡，才開始流行。道家的煉丹、儒家的靜坐、醫家的導引、佛家的禪修、武術家的站樁，雖都不稱氣功，但都屬於氣功範疇。現代流行的氣功，實際上都是從這五家分支派生、提煉出來的。

氣功修行的目的，可分成兩個層次。最高的層次是修大智大慧，大覺大悟，造福人類，實現做人的價值；最低的層次是健康無病，安詳地工作，脫苦至樂。

關於氣功的定義，現在尙無統一規範的定論，仁者見仁，智者見智。綜合各種說法，可以表述爲：氣功是通過人的主體意識的運用，兼調「身、心、息」，並練「精、氣、神、形」，使人體生命活動處於優化狀態的自我鍛鍊方法。其中含有三層意思：第一是方法，即通過人的主體意識的運用，兼調「身、心、息」，並練「精、氣、神、形」；第二是目的，是使人體生命活動處於優化狀態，這是氣功區別於雜技表演、硬氣功的分水嶺；第三是方式，即強調自我鍛鍊。

何爲氣功學？氣功學是一門從宇宙整體觀、天人同一觀和人體生命整體觀出發，來研究人體生命運動規律及其與自然界和社會環境的內在聯繫，並運用這些規律和內在聯繫，通過人的主體意識，三調導引和涵養道德，從而使人體生命運動處於優化狀態的學說。

氣功的分類

我國氣功門派林立，衆家各異，故氣功分類方法也繁多。一般按下列方法劃分。

一、以氣功源流分類

以氣功源流可分爲醫家功、道家功、儒家功和佛家功四種。

(一) 醫家功

與中醫理論緊密相關，強調人體內之經絡、臟腑氣化反應。其目的在於延年祛病。

(二) 道家功

與中醫理論相關，主張「修心煉性」。其目的在於「保性全眞，長生久視」。提倡「還丹內斂」。強調人體生命與大自然的緊密聯繫。

㈢ 儒家功

著重於心性的陶冶、鍛鍊，提倡以「存心養性」爲主，並在日常生活中磨練意志，正心誠意，養浩然之氣，以求「豁然貫通」。

㈣ 佛家功

著重於以虛無爲宗旨，主張「明心見性」，目的在於「斷惑證眞」、「妙契佛性」。

二、以氣功的性命分類

以氣功性命可分爲性功、命功和性命雙修功三類。

㈠ 性功

性，指心性、神意運動，壇經中有「心爲地、性爲王，琚心地上」之說。古代養生家認爲，性功指修煉神、魂、志、靈、靜、定。性功強調從煉神入手，集中意志的鍛鍊。首先從練上丹田開始或不過分強調意守，順其自然。

(二) **命功**

命，指腎精以及身軀有形之物。古代養生家認爲：命功指修煉氣、血、筋、骨、皮等。命功強調從煉精入手，開始多守下丹田，必經聚津生精、煉精化氣、煉氣化神、煉神還虛等過程。

(三) **性命雙修功**

性命雙修，指練功的高級階段。有先修性後修命而完成性命雙修者；也有先修命後修性以完成性命雙修者；還有先修神慧以修性，後煉元精以修命，達到性命雙修者。用現代科學觀點分析，性與命是人體生命活動的兩個互相聯繫、相互依存的方面，二者不能截然分開，只是各家練功方法有所不同罷了。

三、以練功體態分類

按練功體態可分爲卧、坐、站、行四種基本傳統練功方法。

(一) **卧功**

練功時呈卧式，有仰卧、側卧之分。此法啓動體內眞氣緩慢，適於年老、體弱或行動不便者。一般只作爲睡前醒後的基礎練功方法，但亦有例外。

㈡ 坐功

練功時呈坐式，有垂腿坐（坐椅、凳上）、盤膝坐（自由盤——散盤、單盤、雙盤）和跪坐幾種練功方法。此法是氣功鍛鍊的重要步驟之一，其目的在於發動體內眞氣而不外散，打通經絡乃至觀察內景。它不僅是祛病延年的重要方法，而且是探索氣功奧妙的重要實踐內容。

㈢ 站功

練功時呈站式，又稱爲站樁。站樁方法很多，歷代各家方法不同，可歸結爲：少林馬步（大馬步、中馬步、小馬步）、站樁、自由式站樁、雲圓式站樁、意拳式站樁、梅花樁等等。

站樁功是歷代氣功家、武術家非常重視的重要方法。站功對增力、壯體、發動眞氣、提高身體健康素質效果明顯，適宜於各類人員練功時選用。

㈣ 行功

指採用步行的方式練功。此法是從武術中的某些步法演繹而來。行功動作簡短，易學易練，有和暢氣血、疏通經絡的作用。

四、以練功性質分類

按練功性質分靜功、動功和動靜兼練功三種。

五、以現代科學觀點分類

按現代科學觀點分自我保健功、強身氣功和智力開發功等。

氣功與傳統醫學

氣功是中國古代文化寶庫中的一顆璀璨的明珠，作爲東方文化和中國醫學的一個組成部分，它「歷千劫而不古」，在科學技術高度發展的今天，更以嶄新的姿態躋身於世界科學之林。

中華氣功源遠流長，它的歷史可以追溯到新石器時代的初、中期。它起源於原始人類最初的生產勞動，萌發和存在於古代人類的醫療、保健、宗教祭祀等社會活動中。氣功的發展與歷代的自然科學、社會科學以及哲學、宗教等有著密切的關係，尤其與中國醫學的關係更爲密切。

把氣功作爲醫療保健運動，已經有了幾千年的歷史。據史書記載，氣功直接產生於華夏先民們的醫療實踐活動。在堯的時代，天多陰雨，河水氾濫，潮濕陰冷，引起人們氣滯血淤、筋首蜷縮不舒，「故作舞以宣引之」，就是用舞的方式治療疾病，這是古代氣功「導引」的最初形式。

氣功療法在戰國時期的醫學中普遍應用，《黃帝內經》的不少篇章均有記載。戰國時期，出現了氣功史上的第一次總結——氣功專著的問世。據班固《漢書·藝文誌》著錄：《黃帝雜子步引》十二卷、《黃帝岐伯按摩》十卷，是集戰國氣功大成之作，據說久已失傳。在現代考古工作中發掘出三件珍貴的氣功史文物，即戰國《行氣玉佩銘》、西漢帛畫《導引圖》和帛書《卻穀食氣篇》。《行氣玉佩銘》全文雖僅四十餘字，但對於行氣法的具體練功過程和練功原則作了精闢的論述。這是我國現存最早的氣功專著。《卻穀食氣篇》講的是呼吸導引治病和呼吸導引的方法。《導引圖》展示了針對不同病種及症狀採用不同的氣功治療方法。

漢代著名醫學家對「氣功」作了進一步總結和推廣。醫聖張仲景的《金匱要略》，把導引術作爲「治未病」的一個重要手段。精通養生之道的名醫華佗，不僅在中國醫學史上取得了很大的成就，而且在氣功學上也做出了卓越的貢獻。他對導引理論在繼承中又有發展，第一次將單一的導引術式編排爲完整的導引套路——《五禽戲》，這是氣功中的動功，是我國最早的成套的醫療保健運動。

兩晉南北朝期間（約經歷三百多年），道教的勃興與佛教的隆盛，使中國氣功學又跨入一個嶄新的階段。醫家陶弘景首先把前人的導引資料編爲《養性延命錄》，其中《服氣療病篇》和《導引按摩篇》專述氣功諸法。

公元七世紀至十世紀，經歷了我國文化史上的盛唐時期。這一時期，氣功事業空前繁榮，導引醫療專科教育體制的確立，內丹派氣功、存思派氣功、導引行氣派氣功、佛家禪法的大規模發展及天台止觀之定慧雙修法門的確立，對後世氣功產生了深遠影響。

隋朝的太醫博士巢元方所著的《諸病源候論》是最早的系統地將氣功同醫學緊密結合的典範，是我國第一部病因證候學著作，同時又是我國第一部氣功醫學專著。它記載了歷代二百三十種功法，通過氣功講病源病理，又把功法作爲治療疾病的處方。唐朝氣功醫學泰斗孫思邈的醫學巨著《備急千金要方》和其他不少氣功養生專著，以豐富的氣功實踐和卓越的理論成就，在中國歷史上寫下了光輝的一頁。

在明代，著名醫學家李時珍在所著的《瀕湖脈學．奇經八脈考》中也提到了練功的內容。清代沈金鰲在《沈氏尊生書》中有專論練功方法的內容，並提出了「運動十二則」，在治療部份還專門列有練功治病的方法。

二十世紀的前半個世紀裡，儘管中國的經濟、文化在帝國主義、封建主義和官僚資本主義的統治下備受摧殘，不少有識之士、醫家學者依然積極繼承、保護古氣功遺產，極力倡導和重視氣功療法。

新中國成立後，現代氣功醫學空前繁榮起來。一九五〇年以後劉貴珍在河北省衛生廳和唐山市政府支持下，將當時在河北省開展的氣功治病辦法稱作「氣功療法」，出版了《氣功療法實踐》，創建了唐山氣功療養所（院）和北戴河氣功療養院，並以此爲策源地，使全國的氣功醫療得以空前普及。進入七〇年代後，氣功醫學除了用於一些常見病和多發病的治療實踐外，還開始了以氣功療法爲主的對一些疑難病症（如癌症、慢性肝炎等）進行了挑戰，並取得卓著成績。

綜上所述，有關中華氣功的理論與醫療實踐是自遠古到秦漢、宋元、明清至現代不斷發展的。而且，可以這樣評估中華氣功與中國醫學的密切關係；如果沒有早期的醫療實踐，就不會產生原始氣功；如果沒有中國醫學理論作爲基礎，就更不會有中華氣功的飛躍發展；如果沒有氣功的實踐，也就不會形成當今這樣完整而嚴謹的中醫學體系。

氣功與宗教

氣功先於宗教。道教興起於東漢，理論上牽合老子之說，修煉內容則匯集了當時的神仙術和巫咒等，而把導引、行氣作爲道教的修煉方法。有人根據這一點說中國氣功是古代道教的產物，這種說法是片面的，不符合中國氣功學發展的歷史。

中國原始道教中最早的五斗米教爲東漢張道陵所創，太平教傳播者爲黃巾起義的張角。在此之前的華夏氣功研究已相當成熟，先秦時期的導引、行氣法在醫學上已占有重要地位。道家代表人物老子是周史官，儒家代表人物孔子也是博學多才的史學家，《參同契》著作者魏伯陽均非道教人士，其稱號「眞人」均是後人加封的。《道德經》、《周易》奠定了中華氣功學的理論基礎。

存思、內丹兩派氣功的產生與發展，首先與道教徒的內省冥想修煉有密切的關係，其次與金丹術（外丹）的修煉也有一定的關係。但是，存思和內丹作爲道教徒的修煉方法，基本目的是欲借此達到「長生久視，羽化登仙」，蒙上了一層神秘外衣，宣揚宗教神秘主義，與氣功鍛鍊的本來目的截然不同。

佛教創始人釋迦牟尼涅槃於公元前六世紀，年長孔子，但比老子小，晚於文王衍《周易》（公元前十一世紀）五百年。佛教只是到了漢明帝八年（公元六十五年）才流傳到中土。佛教「中國化」之後，於南北朝（公元五～六世紀）時才在中國站住腳跟。而此時中華氣功學已根深葉茂。佛教的東進和信徒們的西遊，豐富了中華氣功寶庫，這只是流不是源。

應該指出，佛家的坐禪對氣功的發展，尤其是對靜坐法的產生和發展，具有重大的促進作用。佛家的自我按摩法在中國氣功的發展中亦有一定的影響。但佛家修禪是爲了達到「明心見性」、「自我解脫」的目的，也與今日氣功的修煉目的截然不同。

中國氣功的發展，在相當長的歷史時期內同宗教有著密切的關係，有人把從漢至清長達兩千餘年的氣功發展稱之爲「宗教氣功」時期。這種現象的產生與中國長期封建統治有關。因爲宗教向來爲統治階段所利用，不論是中國土生土長的道教，還是從印度傳入的佛教，都被當作麻痺人民的精神枷鎖，部分氣功也從根本上被歪曲和改變了它的本來面目。

綜上所述，氣功是先於宗教的我國古文明，但又與宗教有著密切聯繫，氣功修煉的不少精華蘊於佛經道藏之中，我們應本著歷史唯物主義的觀點，去其糟粕，其取精華，爲發展現代氣功科學事業服務。

練功三要素——調心、調息、調身

無論什麼功法，都是由姿勢、呼吸、意識構成的。調心、調息、調身是練功成敗的關鍵，素稱三要素。三者相輔相成，相互依存，相互爲用，缺一不可。通過調心、調息和調身的鍛鍊，以調整人體內部的功能，培養元氣，疏通經絡，調和氣血。通過「煉精化氣、煉氣化神，煉神還虛」達到增強體質、祛病強身、增慧益智的目的。

調心，是指調整意念。把大腦的意念、意識調到清靜無爲的狀態，調整出下意識的出現，或者說調整出沒有意識到的心理活動（心理學稱之爲無意識），從而調動人體潛能，發揮自我調節的生理機能。

調息，是指調整呼吸。通過調整呼吸加速調動人體內氣，使之逐步集聚、儲存、循經運行。調息是幫助調心的重要手段。一般要求自然呼吸，逐步做到細、匀、深、長。目前練功中有一百多種呼吸方法，大都根據功法要求和師傳採取特殊的呼吸方法。

調身，是指調整姿勢，調整肢體形態（即四肢、五官、臟腑、筋骨、全身調整）。

調身原則，要調到最舒服和最不舒服（修煉中由最不舒服到最舒服增長功力）。調身是調心、調息的基礎，中醫有「形不正則氣不順，氣不順則意不守，意不守則氣散亂」之說。因此，調身是練功中首先要掌握的關鍵問題。

鬆靜自然是學練氣功的基礎

各家氣功都要求做到鬆、靜、自然。對鬆靜自然的理解過程，是氣功修煉的逐步提高過程。

一、放鬆

㈠、肢體的放鬆；
㈡、意念的放鬆；
㈢、思想的放鬆；
㈣、臟腑的放鬆；

影響放鬆的主要原因：

㈠、情緒不穩定，雜念紛呈；

㈡、刻意追求；

㈢、局部有器質性病變；

㈣、練功姿勢不正確，呼吸與動作不協調。

二、入靜

㈠、初級：姿勢自然舒適，呼吸柔和，對雜念有所控制，以一念代萬念，良性誘導。

㈡、中級：在初級入靜的基礎上，對外界干擾基本上能視而不見，聽而不聞，身體放鬆，呼吸綿綿而深長，常出現輕、重、緩、暢通等感覺。

㈢、高級：在中級入靜的基礎上，口鼻呼吸漸微，若有若無，若存若亡，神氣相凝，不自覺地進入虛、融、空之境，功後身輕神悅，思維敏捷。

修煉入靜應注意的幾個問題

1.練功前情緒要穩定。練功之初務要體安氣和，勿受七情干擾。

2.初練者練功環境要安靜，避免外界干擾。經過一個階段後要鍛鍊「鬧中求靜」的功夫。

3.姿勢，要求鬆靜自然，融自然之中，採自然之氣，人與自然萬物合諧同步。

4.注意呼吸，息調則心定，心定則息調，要求精神內守，精、氣、神不外泄。

5.順其自然，不追不求。古人云：「心中無物爲虛，念頭不起爲靜」，「恬淡虛無，眞氣從之，精神內守，病安從來？」逐步達到「道法自然」之境界。鬆、靜、自然相互依存，相互促進地貫穿在練功之中，「心靜自然息調，息調自然神凝」。鬆、靜、自然使練功者神、形、氣合一，身心處於最優化狀態。

精氣神的概念

氣功鍛鍊是非常強調精、氣、神的，素稱人之「三寶」。《古今醫統大全》中說：「夫善養生者養內，不善者養外。」養內就是養精氣神。聚精、養氣、存神是氣功鍛鍊者所追求的目標。

精

精是構成人體的基本物質，又是機體各種功能活動的物質基礎和原始動力。根據精的來源和功能，可分爲先天之精和後天之精兩類。

先天之精：包括父母生殖之精和腎藏五臟六腑之精。中醫學認爲，先天之精受於父母，是人體形成的原始物質。如《靈樞．決氣篇》說：「兩神相搏，各而成形，常先身生，是謂精。」又如《經脈篇》說：「人始生，先成精，精成而腦生，骨爲幹，脈爲營，筋爲剛，肉爲牆，皮膚堅而毛髮長，穀入於胃，脈道以通，血氣乃行。」可見這種先天之精是受於父母，滋養於後天。

後天之精：來源於飲食。飲食物質經過胃腸的消化吸收，變爲精微，進入血液，營養人體各組織，以保證肌體的物質代謝不斷進行，維持人的生命活動。

先天之精和後天之精是相互依存、相互爲用的。在出生之前，先天之精爲後天之精的攝取提供了完備的基礎。出生之後，後天之精不斷地供養先天之精，它們共同完成人體的生長、發育和維持人體的生命活動。

氣

關於「氣」的說法很多，從不同的角度看，可有不同的理解。

從自然科學和哲學觀點看，「氣」是物質，「氣」是宇宙萬物之原質，「氣」是一切物體的特殊運動形式，世界上的一切都是「氣」運動變化的結果。如《周易・系辭》裡就有「天氣氤氳，萬物化生」這樣的說法，這是我國古代先民樸素的唯物主義觀點。

中國醫學認爲，「氣」是構成人體及維持人體生命活動的基本物質和原動力——能量，「氣」是對人體功能的整體描述。如《醫門法律》裡講「氣聚則形成，氣散則形亡」。就是這個意思。

人體的「氣」，有多種多樣的表現形式，其中最基本的稱爲「氣」（原氣）或「眞氣」，它由三部分組成：一是藏於腎中的「精氣」；二是肺吸入的空氣；三是經胃消化吸收運化的「水穀之氣」。「氣」充滿全身，無處不到，其運動形式有「升、降、出、入」，以維持人體正常的生理活動。

從「氣功」角度講，「氣」除了中醫學講的內容外，根據現代科學揭示：還應包括靜電、磁場、微粒流、次聲、紅外線和某些射線，以及許多其他尚未被測出或尚未被認識的諸因素的一個綜合的「人體場」。

神

神是思維意識以及一切生命活動的體現。神的來源和生命一樣，從胚胎形成開始，生命的神也就得到孕育，出生之後，又必須依賴飲食營養物質的供給，以保證神活動的物質基礎。所以《靈樞・平人絕穀篇》說：「故神者水穀之精氣也」，《素問・六節臟象論》中也說：「五味入口，藏於腸胃，味有所藏，以養五氣，氣和而生，津液相成，神乃自生。」

神在人體中的表現，凡一切思維意識和形體的活動，無一不是神在體內的作用。所以神是生命的象徵，神存在一日，人的生命就存在一日，神與人的形體是一刻也不能離開的。正如《靈樞・天年篇》說：「百歲，五臟皆座，神氣皆去，形骸獨居而終。」又說：「失神者死，得神者生也。」

精、氣、神三者，古人稱爲「三寶」。它們之間的關係密切。精是由先天之腎氣結合後天水穀之氣化生而成的，是人體一切生命活動的物質基礎；氣是由精與水穀之氣以及所收入的空氣產生的生理功能；神是人體一切生命活動的總和體現。

總之，氣產生於精，精的化生又有賴於氣，氣的產生表現出於神。因此，精氣充足的人，神一定很旺；反之，神不旺的人精氣也一定不足。

關於「天人合一」

人和宇宙密切相關，人以天地之氣生，四時之氣成，人與宇宙遵守著相同的規律，人體是個宏觀宇宙似的小宇宙，人的生命運動的整體觀首先體現的是天人合一。人是自然界的一部分，人的生命活動是在宇宙萬物生生化化的背景下進行的。在修煉氣功中，從虔誠到放鬆入靜，雜念全無，物我兩空，自然天地萬物都能氣氣相通，與之交換。強大的宇宙能場流入低能場的人體，在達到飽和之後，融融一體，再彌散宇空，就是「天人合一」。

現代科學研究提出能量是萬物之源學說。人與大地萬物，皆由能量孕育而成，不同的能量級和不同形式的能量耦合成了各種物質，大至宇宙天體，小到微生物，無一例外。所以，宇宙天地萬物只是外形不一，內涵皆具有宇宙本源即宇宙的能量、信息總源所賦予的能量與信息。萬物一源，衆生同體。而宇宙能量與信息的總源是宇宙光明體；萬物各自具有的能量與信息是自性本體；人的特質、外形是肉體。

人類生命意義的最完美體現與氣功修煉的最高宗旨是「天人合一」與「三位一

體」。所謂「天人合一」是「本體與人體」相合。而「三位一體」則是「宇宙光明體、本體、肉體」意識聯合統一爲無上的宇宙信息。修煉氣功即是要修肉體的行爲，使肉體與本體相合、相融，臻於「天人合一」與「三位一體」之理想境界。

宇宙光明體是宇宙能量與信息總源，正如老子所言的「道」。它是至極的無，無處不在無處在，又是無量廣大，涵蓋時空，充滿時空，充沛虛空，空而不空。

超常能量學說認爲，氣功、人體特異功能、自然界的種種特異現象，都說明宇宙中存在著人類靠目前的科學理論和技術手段無法透徹解釋和檢測的超常能量，超常能量與信息就在我們每個人身邊的空間。

帶有各種信息和能量的電磁波、電磁場，已由無線電等科學技術的發展證實；人的大腦有著遠遠還沒有開發出來的潛力，就像一台極其高級的生物儀器，可以接受和傳遞宇宙超常能量與信息；思維調控機體是人類原來就有的高級功能，啓動思維調控機體的「按鍵」（即大腦思維），就能對身心進行有效的調控。

修煉少林禪密功時，虔誠地請上師和歷代祖師加持，實質上就是使自己進入放鬆入靜狀態，啓動思維調控「按鍵」和宇宙超常的能量與信息溝通，收到祛病、長功、開慧之效，創造出超常的奇跡。

關於練功的時間

人體氣血循環流注和臟腑功能活動，表現出有規律的時相性活動。一天十二個時辰中，白天爲陽，夜間爲陰，陽屬動，陰屬靜。練功時要據此屬性，白天應以動功爲主，夜晚宜練靜功。

歷代的氣功家多半主張練「子午」功，這是有一定道理的，但對於在職學習和工作的人來說則難以堅持。後來有的氣功家提出了一個「活子時」，以便靈活運用。

我們認爲，對於大多數人來說，練功主要是爲了保健，爲了不打亂學習、工作和生活的正常規律，每天於五點到七點之間練一次也就可以了；若是從治病的角度考慮，也可以按照「經氣流注」盛衰的規律（詳見次頁表）來安排練功。

例如：心臟功能不全的人，可以在晚上十點半後開始練靜功，以補其不足；若心火過盛，則可在十一點至一點之間練動功以提腎水，降心火，促進「水火既濟」。

從實際出發，要選擇最佳練功時間。什麼是最佳練功時間呢？一是練功人一天中最興奮、心情最舒暢或最疲勞的時間；二是一生中有特殊生理現

經氣流注表

臟腑	經氣最盛時間	經氣最弱時間
肺	3：00～ 5：00（寅時）	15：00～17：00（申時）
大腸	5：00～ 7：00（卯時）	17：00～19：00（酉時）
胃	7：00～ 9：00（辰時）	19：00～21：00（戌時）
脾	9：00～11：00（巳時）	21：00～23：00（亥時）
心	11：00～13：00（午時）	23：00～ 1：00（子時）
小腸	13：00～15：00（未時）	1：00～ 3：00（丑時）
膀胱	15：00～17：00（申時）	3：00～ 5：00（寅時）
腎	17：00～19：00（酉時）	5：00～ 7：00（卯時）
心包	19：00～21：00（戌時）	7：00～ 9：00（辰時）
三焦	21：00～23：00（亥時）	9：00～11：00（巳時）
膽	23：00～ 1：00（子時）	11：00～13：00（午時）
肝	1：00～ 3：00（丑時）	13：00～15：00（未時）

象的時間；三是陰陽交替的時間，即子、午、卯、酉時；四是農曆廿四節，特別是冬至、夏至、春分、秋分、立春、立夏、立秋、立冬八節；五是傳統的節假日；六是自己的生日及父母、師父的生日等。

練功時間的選擇，應順應四時，靈活機動。因地、因人而異，堅持科學練功，絕不可生搬硬套。

「一日內，十二時，意所到，皆可爲」。練功有素者，可將氣功「意識」和「狀態」深入日常工作、學習和生活之中，這便是人們所說的二十四小時全天候練功。

關於練功的方位

衆所週知，地球是一個磁體，因此決定了小磁針固定的指向，但由於它的磁場強度很弱僅有〇·〇五毫特（〇·五高斯），所以很難被人感知。然而科學家們的研究證明，地磁場對生物（包括人在內）的影響卻是客觀存在的，甚至是與生命有關的。例如鴿子和許多鳥類，之所以能在長達千里之外的飛翔中辨認方向，並準確無誤地飛往目的地，就是因爲在其頭部有一「磁性組織」。除了鳥類，小小的蜜蜂能對〇·〇五毫特地磁場的千分之一的刺激產生「定向反應」。

科學家們的實驗還證明，把老鼠置於磁屏蔽的環境裡，其壽命會明顯縮短；而在人造的磁場中，蝌蚪的壽命可延長六天，植物也會提前開花結果。

那麼地磁場對人類有何影響？我們的祖先早就發現並研究了這一問題，「指南針」的發明，就是一個例證。中國醫學中的「五行學說」和「八卦圖」均指出了方位與人體的內臟相對應，即人體的五臟六腑與某一特定的方位息息相通，如「東爲肝，西爲肺，南爲心，北爲腎，中央爲脾」等。人們還發現，少數對地磁先天敏感者，朝南北方向就睡得著，而朝東西方向則會失眠。我們在教學實踐中也有這樣的發現，當一些敏感者隨意取向練功時，會不由自主地扭轉身體或面向南，或面朝北。

衆所週知，人體經絡是氣血運行的通道。近年來，國內外的科學家們研究發現，人體有許多「電磁聚點」，並與人體的經絡穴位相符，從而進一步證實了人體不僅存在經絡和穴位，而且還具有「電磁特性」。

物理學實驗證明，在外磁場作用下，鐵磁性物質的分子電流，可以從雜亂無章到有序化排列而呈「鐵磁性」。分子生物學研究的結果也證明，生物體中大多數分子和原子也具有「鐵磁性」。可見練功時如能充分合理地利用地球這個「天然磁場」，就可以增強人體經絡穴位的「電磁特性」，從而縮短練功的進程。這就是古往今來的練功者都很重視方向的原因所在。

練功者如何選擇練功方向呢？有以下幾種方法可供體察參考，找出適合每個人的最佳練功方位。

㈠、「背對太陽」練功。這樣，除了練功本身就是「採氣」外，還可以利用「命門」採太陽之氣。

㈡、考慮到太陽和月亮對地球的影響而保持人體與宇宙的「順磁性」，既可面向南而背朝北，也可隨日出月升而面東背西，因爲東、南爲陽，西、北爲陰。

㈢、八卦的八個方位與人體的內臟相對應且息息相關，而人體的五臟六腑功能之相互平衡和協調是相對的，不平衡、不協調則是絕對的（相生相剋關係），爲了能適應人體中這種不斷的發展和變化，深化練功的進程，亦可充分利用上述的自然規律，因時、因地選取練功的具體方位。

如果把面向南北順地磁練功稱爲對方向的「粗調」，那麼，隨著練功的深化和自身體內矛盾的發展，還要對方向進行「細調」。

「細調」的具體做法是，先面南而立，全身放鬆，並伸出一隻手。如果是在上午時刻，就要慢慢地在原地，「順時針」方向轉動身體（下午則要逆時針轉動身體），細細體察哪個方向的「氣感」最強，那麼「氣感」最強的這個方向，就是練功者體內所需要的最佳方位。

面南練功，有利於人體對地球磁場和日月星辰及東西南北中等宇宙多方能量、多種精微物質的吸收，促進臟腑生化及眞氣的聚集、積蓄和運行，達到氣脈暢通，腎氣有餘。

面南練功是人應天地的養生方位。

南方爲離，離爲火，火屬陽。

北方爲坎，坎爲水，水屬陰。

人體前面爲陰，前之正中爲任脈，任脈爲陰脈之海；人體背面爲陽，背之正中爲督脈，督脈爲陽脈之海。面南練功就是以人身之陰配天地之陽，以人身之陽合天地之陰，即以人應天地的養生方位。也有的人面北練功，叫天人合一的養生方位，意思是以人身之陰陽合天地之陰陽。

㈣、按出生月份方位練功。人生下來就有一個場，人適應這個場才能生存下來。是幾月生的，就去看出生那個月的北斗星柄把所指什麼方向，這個方向就是自己的練功養生方位，是自己眞正「活子時」的方位。

正月出生的人，面向東北方向，二月面東，三月面東偏南，四月面向東南，五月面南，六月面南偏西，七月面向西南，八月面西，九月面西偏北，十月面向西北，十一月面北，十二月面北偏東。

㈤、按屬性方位練功。按個人的屬性練功。人氣與地氣相通相應，即波場的頻率一致，加快人氣與地氣的交換，排除濁氣入地，以吸收地靈入體。

人的屬性與練功方向：屬鼠面向東南方，屬牛面向東南方，屬虎面向正南方，屬兔面向西南方，屬龍面向西南方，屬蛇面向正西方，屬馬面向西北方，屬羊面向西北方，屬猴面向正北方，屬雞面向西北方，屬狗面向東北方，屬豬面向正東方。

練功時的效應

一、手上的四種效應

㈠、熱：氣血運行加快，紅外線輻射增強；
㈡、涼：寒氣外排；
㈢、脹：氣血充盈，微循環加快；
㈣、麻：生物電升高。

二、身上的五種效應——「五氣朝元」

㈠、身上有跳動現象，爲心經氣血充足之故；
㈡、身上有「抽筋」或「竄動」現象，爲肝經氣血之精華在運行；

㈢、身上肌肉有跳動感，爲脾經氣血之精華在運行；
㈣、身上有蟲爬、蟻行之感，爲肺經氣血在運行；
㈤、練功中骨節作響或陽舉，爲腎氣充足之徵。

體內外致病因素的生理病理學概念

保健氣功和中醫十分強調人身肌體主觀與外界客觀相適應，特別強調內因即「七情、六慾、五味」是基礎，外因即「六淫」是條件的矛盾對立統一的觀念。當內因違背客觀規律時，其外因就會乘機而入，導致疾病的發生。中醫對病因有詳細的闡述，它主要強調內因與外因兩者的矛盾對抗及變化、陰陽失調和經絡阻滯，從而導致疾病的發生。主導方面，由於內因（「七情」等）受外因（「六淫」）的干擾，心情失去平衡，因而陰陽失調，這是疾病發生的基本原因。

如果人的大腦中樞、意識皮層部分因受「七情」長期超量的惡性信號刺激，思維活動發生矛盾，思維皮層勞損，引起功能紊亂，必然失去平衡調節能力。因爲人的情緒、精神（即內在意識）終日焦躁不安、憂心忡忡、提心吊膽、頹喪、恐懼、貪求、憎恨，時間久了，大腦中樞神經功能必將失調，出現病症。

從西醫角度看，人的大腦神經意識皮層部分，因長期受惡性的「七情」信號刺激，思維活動頻繁，終日內在的矛盾衝突，必然勞損意識皮層，造成意識皮層功能紊亂，平衡功能失調，導致意識力量逆轉，隨之而來的將是引發植物神經功能紊亂、各系統器官功能紊亂、基礎代謝紊亂、血中二氧化碳增加、白細胞活力減弱及數量減少、血紅蛋白減少，特別重要的是血中能量物質三磷酸腺苷減少，體內免疫系統紊亂後，免疫力必然降低。

另一方面，由於中樞神經平衡功能失調，植物神經功能紊亂，導致內分泌紊亂，腎上腺素分泌增多，血液中兒茶酚胺增多，必然隨之出現很多症狀。特別是人在暴怒或驚恐之後，會出現氣促、心跳、面色蒼白、四肢發涼、渾身顫抖，嚴重時甚至出現驚厥（暈倒）抽搐等現象。

一、七情

「七情」就是喜、怒、思、憂、悲、恐、驚七種情緒變化的稱謂。中醫陰陽五行學說，把精神因素作爲疾病發生、發展的重要因素。中醫認爲人的精神情緒活動，即心理變化與內心矛盾衝突和疾病的發生有密切的關係。

人和周圍事物，或人與人之間的接觸交往中，難免有情緒的變化，遇到高興的事就喜歡，遇到不如意的事就會抑鬱，這些情緒的變化，在正常範圍內，對人體影響不會太大，也不會引起什麼疾病。

但是，一下子受到的刺激太大，超過了正常限度，或者在長期持續不斷的刺激，就會影響到人的中樞神經意識皮層，使植物神經功能紊亂，進一步發展將影響到人體各有關臟腑的正常生理活動，減弱其抗病能力，再遇外邪（即「六淫」）之侵襲，就無法防禦疾病。

(一)、喜

喜笑適度，是高興愉快的表現，而且有益健康，俗話說：「笑一笑，十年少；愁一愁，白了頭。」「人逢喜事精神爽，心情舒暢才是寶。」如果高興得過度，喜笑得太激烈，中樞神經意識皮層部分興奮過度，使皮層抑制功能失調，就會使神氣消耗太多。《內經》稱「心者，生之本」，古書又曾說：「心主血脈」，這與西醫循環系統的理論相近似。總之，中醫理論認爲「心藏神主血脈」。

中醫所說的「心」，相當於西醫的大腦皮層的功能，主管人體的精神與思維活動。因爲內在的或外在的刺激信號影響會導致情緒的變化。喜笑過度則心氣受傷。因爲，心藏神有心陽、心陰。過喜可致心之陰陽失調，心之氣血不養心神，心之神氣散亂。故有「樂極生悲」之說。

(二)、怒

怒是人生氣時的一種情緒。中醫認爲：肝爲將軍之官。「肝主兩威」，「藏水穀精微」，「藏血」，「附膽，滋潤膽汁」，「調節血量」。「肝屬木」。當人的大腦中樞意識皮層因內在或外在兩種惡性條件信號刺激時，性躁必生怒氣。怒者，肝火炎亢，必致肝氣鬱結。所以，中醫有怒則傷肝的說法。在《內經》中還說到大怒可使人發生昏厥的現象。

在日常生活中，也常看到有些人在發怒時，出現面色蒼白、四肢發抖的現象，少數人甚至發生昏厥抽搐等現象。

怒氣最損害身體，古云：「氣者，躁也，躁則火也。」「肝屬木生火」，火盛則肝陽亢，使肝不藏氣血，肝氣耗損，肝氣散亂，必損肝。

㈢、憂

憂愁、憂慮，是苦悶擔心的一種情緒，時間久了，就會使人身體逐漸衰弱下來。中醫認爲：「肺主氣，司呼吸，肺主皮毛，肺主肅降。」心神憂者肺氣上逆，必然影響肺肅清外邪、肺氣下降的功能。

肺不能抵制外邪的侵襲，就會引起咳嗽、多痰。所以中醫學有「心神憂者，必傷肺」之說，中醫古書中云：「肺爲氣之源」，又云：「有精主神，精爲命根，亦爲神氣之本也。精虛則傷氣，人無氣則亡也。」「精、氣、神乃爲人之生命三要素。」人到中、晚年，應少憂慮而養氣。養氣，則首先養神和保精。

俗話說：「愁一愁，白了少年頭。憂愁思慮催人老，心情舒暢才是寶。多愁多病，越愁越病。」

一般人都會有這樣的體驗，在憂慮或擔心某一問題過甚的時候，常常會食不知味。中醫認爲「憂慮還有損傷脾胃的作用」。人在日常生活中，不可能一帆風順，事事如意，會遇到許多複雜或意想不到的事情。古云：「天有不測風雲，人有旦夕禍福」。從養生角度講，要求人們在日常生活中無論發生與遇到什麼事情，都應以樂觀態度處理，保持自身的情緒冷靜、沈著。

㈣、思

思是思考或思慮的意思。在正常情況下，思考問題是不會引起什麼疾病的，但如果思考過度，或對某一問題想不通，患得患失，疙瘩解不開，就會產生怨恨。如果鑽牛角尖，在心理上就會染上「嫉妒症」，產生頭暈、耳鳴、記憶力減退、多夢、失眠、氣短、神經性心率過速等。閉門沈思不解決問題，只能自添苦惱。

㈤、悲

悲是一種傷感的情緒，精神痛苦是悲哀的主要因素。從西醫角度看，大腦中樞神經意識皮層激烈矛盾衝突，可導致下丘腦激烈緊張，植物神經功能失調，引起小血管平滑肌收縮，導致心腦血管意外。如：日常生活中有人突然接到親人遭不幸的噩耗時，會悲痛得昏倒失去知覺。

悲痛最損傷身體。因此，無論在什麼情況下和遇到什麼不順心、不愉快的事，首先要控制住自己的情緒，要堅強，千萬不要捲進悲哀的漩渦中。

應認識到，人生道路本來就是坎坷的，人生中酸甜苦辣什麼滋味都有，生死離別是無法抗拒的自然規律。

生命的價值在於爲國家的昌盛、社會的進步、科學的發展和人民的幸福貢獻自己的力量。科學的生活、愉快的生活，可以延長生命。

㈥、恐

恐是恐懼不安，心中害怕的意思，是一種精神過分緊張所引起的情緒。中醫說：「驚恐、淫慾均擾腎，久之，腎必虛。」當某事引起了內心恐懼不安，就會出現面色蒼白、氣促、神色恐慌的表情。如果婦女在經期出現這種情況，就可能導致經血過多。有少數孕婦還可能發生流產或早產。

要養腎，必養性，以克己爲本。養性、保精，心必少妄動。慾不可縱，縱者意動，勞神傷氣損腎。修身養性，節制、適度則安然，益壽延年。

㈦、驚

驚是突然遇到非常事件而使人內心受到驚嚇後精神緊張。驚和恐不同，恐由內生，驚是外界突來之惡性事態刺激所造成，使人不能預知，不能防備。因此，會使人突然受驚而引起神氣散亂。

一般情況下受驚嚇人的表現，大多數是怕聽到聲音，睡中多噩夢，而且時時驚醒，小兒受驚過度還會引起發熱、神志呆滯或抽搐等現象。做父母的應認識到：當孩兒哭鬧之時，不應以怪物及可怕的形象恐嚇孩子，以防怪物形象的惡性信號，在幼兒大腦意識皮層中儲存，留下膽怯的毛病。

二、六慾

古代對人之六慾早有論述，是指：生、死、耳、目、口、鼻之慾。佛家以色慾、形貌慾、威儀姿態慾、語言慾、細滑慾、人想慾爲六慾。

現實生活中存在的有害於身心的六慾爲：私慾、情慾、色慾、淫慾、嫉慾、食慾六種慾念。它不應屬於養生學範疇所涉及的內容，但在某些方面確實關係到人們的思維活動，是人們內在的意與形問題，是人們心理道德觀問題，是關係到人身心健康與長壽的問題。

㈠、私慾

私慾，概括地講，是個人主義內在意識中的慾望、慾念、貪求，是私有觀念。從歷史的發展看，私慾的產生賴於社會。人類存在於社會中，必須解決人類自身的生存條件，即衣、食、住、行。

由此看來，在生產力沒有高度發達之前，人類爲獲得生存就得獲取生活資料，這就難免有私慾。這同時也給社會提出一個要求，應不斷地研究人類在不同時期、不同條件下的私慾變化。

從養生角度看，人的私慾貪求過甚超過極限，必將有損自身生理機能平衡，導致某些疾病的發生，輕者可以醫治，重者則病入膏肓，到時後悔已晚。

俗話說：「無私者才無畏」，「心底無私天地寬」。無數的仁人志士，他們所追求的國家和民族的繁榮與富強，追求自己的事業、理念和信念。他們的情操高尚、視野開闊，思維活動陰陽平和、氣質非凡、德高望重，所以他們能夠延年益壽。

一個人終日只爲私慾而絞盡腦汁會導致精神委靡不振，久而久之將出現一系列神經衰弱症候群，如大腦早衰、記憶力減退、健忘、多疑等。

㈡、情慾

情慾是人類種族延續本能的組成部分，無可非議。然而，注意和諧、節制是必要的，此問題既是「性」知識問題，又是思想認識、意志問題。它關係到人的切身問題，是一門很大的學問，也是中醫養生學說的重要組成部分。

古代名著《黃帝內經・素問》以及唐代名醫孫思邈對此均有論述，具有樸素唯物主義的自然觀。認爲男女「性」要求爲天性，房室生活是人類民族延續之需要，也是生理和生活的需要。但情慾不可縱，不可過度，要善養。古代名醫張仲景說：「慾不可縱，縱可精竭，精不可竭，竭則眞散。」「善養生者，必保其精，精盈則氣盛，氣盛則神全，神全則身健，身健則病少。神氣堅強，老當益壯，皆本於其精也。無搖其精，乃可長生。」

㈢、色慾

情慾過甚，爲色。這並不是普遍現象，是少數人的行爲。色者，多半大腦皮層情慾信號興奮，性腺激素分泌多，重要的還是自身人生觀問題，缺乏理想、自尊、自重、自強，沒有樹立起正確人生觀。好於色，是腐朽意識。

㈣、淫慾

淫慾是少數人的陰暗行爲，是舊社會腐朽意識的產物。淫慾是社會一禁忌，爲法律和道德所不容。儘管如此，在現實社會中不可避免地殘留著資本主義社會意識形態的尾巴。在暗地裡還殘留少數淫者，或者第三插足者，不遵循社會公德，破壞別人的幸福家庭。這是因爲少數人頭腦中缺乏社會道德，缺乏正確的人生觀念。淫慾必損其腎，傷其神，損其氣，腦早衰，體弱多病，損其壽命。

㈤、嫉慾

嫉慾爲嫉妒、憎恨、猜忌、疑心，是少數人的心理病態。美國醫學界公認「嫉妒爲嫉妒症」，其表現的形式各有不同。老年期由於內分泌腺器官退化功能紊亂，其他各器官也同時退化，心理思維隨之發生變化，易產生嫉妒心。

少數老年人往往因爲生活條件變化，生活缺乏自信心，生活自理能力弱，生活孤獨，事事不稱心、不順心，也易產生埋怨、猜疑、嫉恨。嫉妒越深，心煩意亂必將產生一系列精神症狀，如此下去，無疑等於慢性自殺。還有些人總怕別人比自己強，怕別人超過自己，怕別人提出新東西，拿出新成果。患有嫉妒心的人活動頻繁，終日思索嫉妒別人必勞心、損神、耗氣。心動則五臟六腑皆搖，久而久之，其自身大腦意識皮層功能紊亂，導致器官功能失調，身體必衰弱而致病。

㈥、食慾

食慾是人類本能反應的組成部分，是天性。古云：「民以食爲天」。這足以說明人類生存在世，必須依賴於食物的供給。人若離開了食物，就無法生存下來。但科學實踐已證明不是酒肉最好。古人曾強調：「飯食而少，常吃淡食。一日之忌，暮無飽飲，久飲酒者傷神損壽。日日之食，不能圖於濃厚味，應以清淡爲好。」

宋金時期名醫張人正對中醫養生學頗有研究，在他所著《儒門事親》一書中提出：「養生當用食補，治病當用藥攻。」飲食養生法認爲：「五穀養之，五果助之，五肉益之，五菜充之，相五臟所宜，毋使偏傾可也，使用穀、果、肉、菜以養人體。要根據人體五臟所適宜的氣味、性能來養體，不要使五味過偏。」正確的飲食不應貪食、偏食，忌暴飲暴食，謹防傷身。要適時進補，定時、定量，堅持以「少吃一口爲好」的原則。

在食物選擇方面，應以素食爲主，合理輔以動物蛋白，應以瘦肉、魚類爲好。脂肪應以植物油爲好。

三、六淫（外邪）

六淫在中醫病因學中，爲外在因素。人類依賴於自然界而生存，不可避免地受自然條件的制約和影響。如果人們不講科學，缺乏科學防病知識，不主動地採取預防措施，防止自然界的不利條件侵害人體，將不可避免地出現某種疾病或遺留某些隱患，由量變到質變，隱患積聚達到致病程度，即可誘發疾病。六淫是指不同季節氣候的變化，對人體血液循環、肌肉、骨髓等的不同影響。因此，當人們肌體處在外界風、寒、暑、濕、燥、火六種不同條件的變化中，謂之六淫。

人體因內在的致病因子即「七情」「六慾」干擾了肌體，使肌體內環境發生變化，免疫力降低，遇「六淫」的侵襲即可致病。六淫致病多與季節氣候、生存環境有關。如春季多風病，夏季多暑病，長夏初秋多濕病，深秋多燥病，冬季多寒病等。六淫致病表現不同。風邪，其性開泄，具升發、向上、向外的特性，常傷人之頭部；寒邪爲陰邪，易傷陽氣，寒性凝滯多痛冷；暑邪爲陽邪，其性炎熱，易升散，耗氣傷津；濕邪爲陰邪，其性重濁而粘滯，易阻遏氣機，損傷陽氣；燥性乾澀，易傷津液和肺；火爲陽邪，陽盛所生，其性上炎，擾亂神明，耗氣傷津。

由人體臟腑功能失調而產生的化風、化寒、化濕、化熱、化火等變化，其表現與六淫所致疾病的特點和證候相類似，其致病非因外邪，而是人身內在因素，即內風、內寒、內濕、內燥、內火（內熱）等「內生五邪」，內生無暑邪。

氣功身心雙調的特點，現已被科學證明可以有效地提高自身抗病能力，提高免疫力，提高自控能力，能防止七情、六慾的干擾，故古人強調練功同時修德。要提高練功者素質，素質不等於能力，但素質是能力發展的前提，意志是練功的關鍵。

氣功治病的內涵

「氣功治病」，包括兩方面的內容：

一、患者通過自己練功達到防治疾病的目的

大家知道，氣功鍛鍊就是培養元氣（也稱做原氣、眞氣）的鍛鍊，即通過「氣功」

這一特殊的調練方法，以激發、調動人的內在潛能，從而增強自身對外界環境的適應力、對疾病的抵抗力（或稱免疫力）和對病變組織的修復力，以提高練功人的健康水平。

自我鍛鍊可以分爲兩類：一是通過全身性整體調整的功法鍛鍊，達到使臟腑經絡「通調」的目的；二是通過「對症」，選練功法進行「局部調整」，達到對某臟腑經絡「補虛」或「泄實」的目的。

這種根據患者的身體素質及「病症」而決定練什麼功和怎樣練，叫做「辨證施功」，而氣功師的具體指導，則可稱之爲「氣功處方」。

二、布氣療疾

「布氣療疾」也可以分爲兩類：一是由訓練有素的氣功師通過「信息和能量的轉移」，以其「外氣」爲刺激源，直接注入患者相應的經絡穴位，或將患者某經絡的病理之氣經某穴位導出體外，激發患者之經氣，繼而「通調」達到治病的目的；二是由氣功師帶功進行通經活絡治療。

「外氣」治病療疾的機理

人都有經絡存在，經絡對人體生命的意義是毋庸置疑的。它的功能主要有三個方面：一是行氣血，調陰陽；二是反映病候的窗口，抵禦病邪的通道；三是聯繫內外環境，溝通大小宇宙。

氣功治病離不開經絡，氣功治病與針灸治病之經絡原理大致相同。其不同處有兩點：

㈠、針灸是以「外源性」機械能和熱能刺激來通經活絡，而氣功則是以「內源性」（氣功師健康的生命信息和能量）刺激來達到同一目的；

㈡、氣功可以彌補針灸不足之處，如「神闕」等某些「禁針」的穴位，氣功師可以「以指代針」施治，而且可免除患者的針刺之苦，故男女老少皆可接受。

氣功師發出的「氣」爲什麼能治病？主要是因爲：

第一，人與人之間有「共性」，其信息密碼有相通之處，「外氣」作用後就會產生「同步共振」，這是治療的基礎；

第二，人與人之間的相應部位都有氣血運行、氣體交換，這是治療的內核；第三，每個人都需要大自然之「氣」（包括水穀之氣、宇宙萬有能量）來充養內氣，這既是人體生命活動能量的來源，也是「外氣」治療的物質基礎。

中國醫學認爲「有諸內必行之外」。人體內的疾病總是以一定的形式表現出來，或以不同的面色、舌苔色澤及形態的變化，或以異常的氣味，或通過經絡系統表達於體表。

經絡是「五臟之道」、「行氣血之隧」，因此，當臟腑有病時，自然就會通過經絡穴位這一「點線結構」而在體表透出某些「信息」，如相關穴位生物電的異常；由於氣血阻滯不通，相關部位出現疼痛；由於經絡氣血運行不足，相關部位會麻木或功能減退……而經絡穴位的異常，反映著相應臟腑的疾病。

經絡和穴位既然是反映臟腑疾病的通道和窗口，因此，當我們對穴位→經絡→臟腑施以「健康的、具有生命信息的能量流——「氣」，也就一定會因「氣至病所」而起到通經活血治癒疾病的作用，這就是「外氣」治病療疾的機理。

「外氣」治病取穴的基本原則

一、「以痛爲俞」取穴法

所謂「以痛爲俞」取穴法，就是患者哪裡不舒服，就對哪裡「放氣」（「禁區」除外）。這是一種不懂醫學理論的人也可以辦到的最簡單、最實用的方法。

這種取穴法的理論根據就是《千金・灸例》裡講的「阿是穴」《靈樞・經筋》裡的「以痛爲俞」，以及《玉龍經・玉龍歌》裡講的「不定穴」或「天應穴」。

二、辨證取穴法

「外氣」治病與針灸治病的取穴原理基本是一致的，其前提都是準確診斷。「辨證取穴」是以臟腑爲病位，結合病因、病機，判明「證型」，而後在此基礎上制定「治則」，選取相應的經絡穴位施治，使病人從不正常的病理狀態，調整到正常的生理功能狀態。如疏肝取太衝；宣肺取列缺；化痰取豐隆，利濕取陰陵泉，等等。

這裡的「證」是中醫概念的「辨證論治」的「證」，是從病理學角度來全面分析人體功能狀態的結果。而「症」是西方醫學概念的具體「病灶」。

取穴的方法很多，除了「辨證取穴」外，還有「循經取穴法」、「本經取穴法」、「陰陽表裡取穴法」、「同類經取穴法」、「遠近取穴法」以及病在右者取之左，病在左者取之右、病在前者取之後，病在後者取之前、病在上者取之下，病在下者取之上等等。要能準確取穴，以求滿意的治療效果，要求術者（氣功師）掌握或了解比較多的醫學理論，如臟腑學說、經絡學說、針灸學、診斷學、陰陽五行學說及對現代醫學的起碼相關知識等。

三、經驗取穴法

所謂經驗取穴法，就是經實踐證明，其些穴位治療某些疾病具有特殊作用，並以此作爲選穴依據的方法。

我國歷代醫學家在這方面都積累了不少寶貴的經驗，有的還將他們的寶貴經驗編成了歌訣。如《針灸大全》裡的「四總穴歌」：「肚腹三里留，腰背委中求，頭項尋列缺，面口合谷收。」

這短短的幾句話，既容易記，用之亦可解決不少問題。當然也有侷限性和不全面之處，如有關「心胸」「脇肋」「小腹」「腦脊」及「四肢」均未提及。

在總結前人經驗的基礎上，結合臨床體會，選了一首《十總穴歌》，供讀者參考。

《十總穴歌》

頭項後谿取，面口合谷收；
小腹三陰交，腦脊刺水溝；
心胸內關穴，肚腹三里留；
兩臂曲池妙，兩腿肩井搜；
脇肋陽陵泉，腰背委中求。

以上這十個穴位，都是臨床上常用的經穴，選用這些穴位的根據是：

後谿：是手太陽小腸經之俞穴，又是「八脈交會穴」之一，通於督脈，所以它不僅可以治頭痛、落枕，還可以治療腰背、脊柱附近之疼痛。

合谷：爲手陽明大腸經之「原穴」。

內關：爲手厥陰心包經之「絡穴」，又是「八脈」的要穴之一，通於陰維脈。

足三里：爲足陽明經「合穴」，胃合於本穴。

陽陵泉：爲足少陽膽經之「合穴」，膽與肝互爲表裡，「脇肋」皆爲該兩經循行之所。

委中：爲足太陽膀胱經之「合穴」，循行於腰背。

三陰交：爲足三陰經（足厥陰暗肝經、足太陰脾經、足少陰腎經）之「會穴」。

水溝：又叫「人中」，爲手、足陽明經和督脈之「會穴」，爲急救之要穴。實踐證明，它還可用於治療急性腰扭傷。《玉龍歌》裡就有這樣的話：「脊背強痛刺人中，挫閃腰酸亦可攻，更有委中之穴，腰間諸疾任君攻。」

曲池：爲手陽明大腸經之「合穴」，循行於上肢。

肩井：爲手、足少陰、足陽明和陽維脈之「會穴」。

「外氣」治病中補瀉手法的應用

一、使用補、瀉手法的前提是「正確診斷」

因爲一切虛證、寒證和陰證均適用「補法」，而一切實證、熱證、陽證均適用「瀉法」。

二、要更好地運用「補、瀉」，還需要懂得經絡的走向、循行部位及經氣傳注的規律

這裡介紹幾種有關經絡走向的簡易記憶法。

㈠、圖示法（次頁圖）

㈡、自我演示法：直立，雙臂上舉，這樣，正好是「陰升、陽降」。

㈢、歌訣記誦法：

手三陰胸內手，手三陽手外頭；

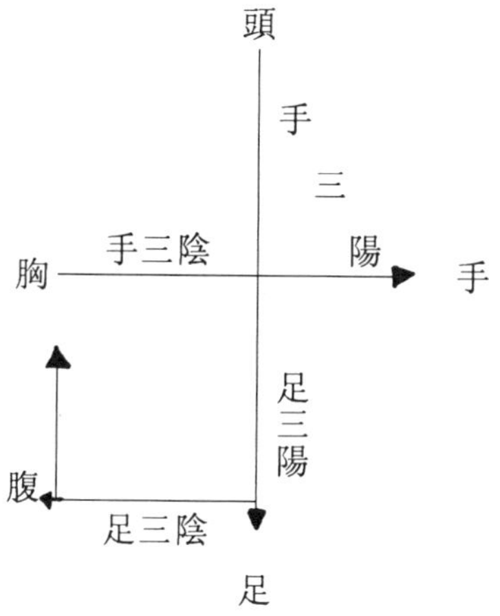

圖 1　圖示法

足三陽足外頭，足三陰足內腹。

三、幾種常用的方法

㈠、**補法**：順著經絡走向「放氣」爲補。具體方法有兩種：

1.在相關的穴位，順著經絡的走向「放氣」。

2.順著經絡的走向，邊移動邊「放氣」。

㈡、**瀉法**：逆著經絡的走向「放氣」爲瀉。具體方法有三種：

1.在相關的穴位，逆著經絡的走向「放氣」。

2.逆著經絡的走向，邊移動邊「放氣」。

3.在相關的穴位，用「鼎立指」向外抽拉。

㈢、**平補平瀉法**：以補促瀉，補瀉結合。

㈣、**散法**：對局部疼痛（如氣滯血淤）的患者，根據中醫「通則不痛，不通則痛」的理論，可對其患部邊放氣增加內能，促進行氣活血，邊使之向四周散淤。具體方法是：用「劍指」或「滿掌」對患部邊放氣邊順著經絡的走向疏導，或者以患部爲中心，邊放氣，邊由小到大地劃圈，使淤血向周圍擴散，從而達到活血化淤的目的。

第二篇

中國少林禪密功功理

少林寺是少林派武術和少林氣功的發源地

中國少林禪密功，根在嵩山少林寺，源於禪宗和密宗，源遠流長。

少林寺創建於公元四九五年南北朝北魏時代，它坐落在河南省登封縣秀麗的嵩山五乳峰下，巍峨的少室山前。因當時山林茂盛參天，寺居其中，故名「少林寺」，是孝文帝爲安置印度僧跋陀禪師（一名佛陀）而建。佛陀禪師主持少林寺後，四方學者聞風皆至，徒衆數百。其著名弟子有慧光、僧稠等人。佛陀禪師爲創建少林寺，翻譯佛經，傳授佛法，做出了巨大貢獻。

中國佛教禪宗的創立，少林寺的興盛，弘揚佛法及健身術的是達摩祖師。達摩是印度人，他是印度禪第二十八代傳人，中國禪宗初祖，在魏孝明帝孝昌三年（公元五二七年）到少林寺。傳說他在少林寺面壁打坐九年，靜坐修心，傳授衣鉢，闡講禪理。日久達摩見衆僧徒精神委靡，肌肉乏力，便令衆徒每晨微曦習練羅漢十八手，再加上打坐，以期衆僧強身健體，這是少林氣功的起源。少林寺禪宗與武術並傳，故少林寺成爲少林派武術與少林氣功的發源地。

密宗於唐開元年間中期傳入中國，其始祖是蓮花生大士。他應西藏王赤松德眞之聘，由印度入藏爲藏密第一祖師。藏密最重觀世音，稱其爲綠度母；禪宗的宗祖是中國，其修持以禪定爲入門，亦崇奉觀世音。觀世音乃禪宗、密宗之典範。

就禪而言，含有二義：一是禪那即禪定，爲修持功夫，即戒定慧之定；二是禪宗，到六祖惠能，主張頓悟，以禪定爲方法，達到證悟而開慧爲目的，形成中國特色的禪學。

惠能對坐禪與禪定作了精闢的闡釋，他在《六祖壇經》中指出：「此法門中，無障無礙，外於善惡境界，心不起念，名爲坐，內見自性不動，名爲禪，外離相爲禪，內不亂爲定，外若著相，內心即亂，外若離相，心即不亂。本性自淨自定，只爲見境。思境即亂，若見諸境心不亂者，是眞定也。」又說：「外離相即禪，內不亂爲定。外禪內定是爲禪定。」惠能對坐禪及禪定的解釋，是建立在無念、無相、無住基礎上的。後世的「行住坐臥都是禪」皆源於此。

齊飛龍先生在嵩山少林寺高僧素雲法師門下潛修苦煉，並獨得少林寺鎭寺大法《禪圓功》眞傳，爲後來創立中國少林禪密功奠定了基礎。

中國少林禪密功是健身養生的優秀功法

經實踐驗證：本功法有以下優點：

一、本功法源於傳統禪宗和密宗，擇其精華，古爲今用，適於現代人習練。

二、理深、法簡、易學，用三個晚上便能學會修煉方法。

三、老師灌頂給功，袪病、開智、長功見效快。

四、按功中的「手印加咒語」習練，可收立竿見影之效。

五、按本功法要求習練，安全可靠不出偏。

六、對習練其他功法的人可助功長功，只要錯開時間習練，相得益彰。

中國少林禪密功的特點

一、既有傳統哲學理論，又有傳統養生和醫學理論爲依據。

二、以養生、袪病、開智、增壽和開發人體潛能爲目的。

三、注重觀想、持印、誦咒三者同練，易於溝通和吸收宇宙超常能量。
四、強調尊師重法和上師灌頂給功，增加激能。

中國少林禪密功養生益智的原理

一、通過煉氣，通三脈，開輪結，達到祛疾健身。
二、通過修「三密」，激發內氣，產生念力、法力，以開發潛能。
三、念誦咒語產生特定聲波，振動大腦，刺激腦電波，振動氣脈，使氣脈暢通。
四、修煉「三密」，可使人體溝通宇宙超常能量，達到「天人合一」，提高生命質量。
五、通過灌頂，將信息能量輸送給受功者，激活受功者腦細胞，開慧增智。

修煉少林禪密功的要求

學習少林禪密功即是學習養生保健法，因此要求學員修持的態度要端正：

一、尊師重法，承傳起源，首重培德。
二、做到禪定，即消除一切妄想執著，排除一切雜念。
三、常作施捨，助人爲樂。
四、積善修德，對他人有敬心、愛心。

少林禪密功向社會推出的功法

少林禪密功的功法有多種，目前向社會公開的有八字眞言、六字眞言、五行密碼功、伽藍益智長壽功、止血咒、神針咒、上師瑜伽功、手印放光術、寶瓶氣、遙距診病術及少兒開智法等功法。

修煉中國少林禪密功的目的

修煉少林禪密功的目的，是祛病、健身強體、增智開慧，提高身心素質，爲四化服務。強調：

培植福本　積攢資糧
福慧雙收　淨化心靈
為民服務　圓滿人生

佛和菩薩是有大智大德之人

何謂佛?佛這個字是從印度梵文翻譯而來的，它的根本意思是智慧、覺悟。這智慧不是人們一般所指的智慧，而是對宇宙人生徹底明瞭的智慧，對大千世界的過去、現在和未來無所不知的智慧，智慧的作用就是覺悟。對宇宙人生的過去、現在和未來統統明瞭，一點都不迷惑，稱爲覺。智是體，覺是用。

在佛學的歷史上，佛和菩薩並不是人們通常所認爲的是虛無飄渺的神靈。佛是如實覺悟宇宙中的一切規律，不但自己覺悟，也讓別人覺悟，並且在自覺覺他的智慧和行動上，都達到最圓滿境界的大覺大智的人。

菩薩，是懷有大志、願用佛講的道理將自己和一切衆生從苦海中救度出來，得到徹底覺悟的人。

佛和菩薩的心願，是讓一切衆生覺悟解脫生死的道理，指引一切衆生去掉自私自利之心，靠自己刻苦努力去研究、思考和修證覺悟宇宙中的根本規律，自覺覺他，覺行圓滿，最終成爲與他們一樣的大智大慧的人。

用現代的語言和行爲規範來看，佛和菩薩都是爲了人民的利益，毫無自私自利之心地幫助大家認識、證悟宇宙的根本規律，並希望和啓迪人們也達到他們的思想境界。

傳說觀世音這個人在海濱習修禪定，他每天聽到海潮聲音的來去。淸晨醒來，萬籟俱寂，潮聲遠來，打破了淸靜，不久潮聲退去，又恢復了淸靜，隨後潮聲再來，淸靜又消失了。

這種現象在天文學者看來是月亮與潮汐的自然現象，在文學藝術家看來是詩的境界，在一般人看來是一自自然然的現象，沒有什麼特別的。可是在觀世音看來，卻發現五個因素：聲、聽、聞、聞性、我，而且一步一步深入硏究，由實踐提高到理論。觀世音的自白、修定的過程見於《楞嚴經》，其文如下：

初於聞中　入流亡所　所入旣寂　動靜二相

了然不生　如是漸增　聞所聞盡　盡聞不住

覺所覺空　空覺極圓　空所空滅　生滅俱寂
寂滅現前　然然超越　世出世間　十方圓明

觀世音修持到此，稱之為菩薩。觀世音像聖人、賢者一樣都是人，是追求眞理的人，不是神，是理論聯繫實際的導師。

禪與氣功

無論從禪和氣功兩者的產生、發展，還是從今天禪學實踐來看，禪與氣功既有聯繫又有區別。

不論哪家哪派的氣功，都講究調身、調息、調神，都在「靜」上入門，都在意念運用和調控（調神）上決成敗。入靜調神（意守、觀想、念咒等）皆屬「專一心境而達暫時忘我」的禪定（小定）之狀態。從這個意義上講可以認為氣功就是禪的小定。

氣功中的佛家氣功，如少林金剛一指禪、禪圓功等，本出禪門。道家氣功多強調守玄關，樂道其玄關效應，其狀態近似於佛禪靜中刹那一悟的狀態。

如果把氣功看做是一種文化，而禪也是一種文化，二者在修定理論、法式方面相通或相似，在修持目的（即皈依）方面雖有層次差別，但有相同點，即調整心身、養生保健，發揮著相同的社會效應。

禪與氣功主要差別有如下四點：

一、禪要求正皈依，而氣功無皈依或無正皈依。所謂皈依是指心神有所托靠，比如信仰的理論、追求的目標、崇尚的楷模、行爲的規範原則等等。自心無此正托靠，即六神無主、隨波逐流的心是修不得禪的。各派氣功均缺乏如此系統的正心神的皈依學說。

二、禪要求無妄無執，而多數氣功皆持執著之心，有不追求無執無妄的大覺悟精神。

三、禪要求定慧雙修。多數氣功皆修定不求慧，或不求大慧。

四、禪修要求淨戒、懺悔、得聞思悟，而氣功多無這些嚴格要求。

總之，修禪包括了修煉氣功，但絕不等同氣功。氣功中有初級的禪定，但絕不能視同開慧大定。

禪對於氣功有導其進步、昇華提高的作用，普及氣功也有益普及初級禪定。正確處理好二者的關係，則相彰互益，和諸共生。

站椿功的機理

各派氣功，大都由坐、卧、站、行四類椿功組成，從健身醫療角度看，以站椿爲最佳，故有「萬動不如一靜，萬練不如一站」、「要把骨髓洗，先從站椿起」的經驗之說。少林禪密功的五行密碼功即是站椿功。

「寒從腳下生」，「樹老先老根，人老先從腿上老」。中醫學認爲，人的生命發展規律是青年時期下焦實（指肝、腎）上焦虛（指心、肺），元陽充足，頭目清醒；到了老年，由於臟腑功能衰退，變爲下焦虛上焦實，容易引起多種疾病。上虛下實是身體健康的標誌，而上實下虛則是病態的表現。站椿功採取屈肘抬臂，屈膝下蹲，使身體重心下降，促使上身鬆弛，以糾正和克服上實（頭腦脹痛、目眩耳鳴、胸腹脹滿）下虛（頭重腳輕、腰腿酸軟、尿頻）的不良生理狀態，使之保持上部「虛」以利宗氣之運行，下部「實」以保持腎精的充實。

站椿功的「椿」是樹椿的意思，「功」是功夫。從形體上看相對安靜，實質上是外靜內動，動中求靜，靜中求動。故行家認爲站椿功是休息中的鍛鍊，是鍛鍊中的休息。

五行密碼功站樁中，意境要求頭頂藍天，百會穴與天氣相接；腳踏大地，湧泉穴與地氣相連，背靠青山，胸懷大海，全身穴位與自然之氣相通，人在氣中，氣在人中，鬆靜自然，達到天人合一，調動自身潛力，有效地收到平秘陰陽、調和氣血之功效。

站樁功，主練四肢，動於九竅、五臟六腑，練於陰陽五行，重點在兩足、兩股、兩膝之力，即精養元根，氣養神元。由於整個體重落在了兩腿上，部分肌群相應地緊張和收縮，使肢體區域血液流量發生了相應的改變，下半身的血液迅速回流到軀幹、內臟，增加了回心血量，有利於側肢循環的形成，有效地保證了心、腦、腎等重要生命器官的血液供應，加強了各組織器官的新陳代謝。由於姿勢低下，運動負荷加大，加強了心臟搏動和呼吸深度，對心肺功能是一個很好的鍛鍊。這種類似醫療中「體外反搏」的原理，就是防治冠心病、心絞痛、動脈硬化、腦血栓及其後遺症的作用機理，亦是活利關節，防治「人老先從腿上老」的最佳運動方式。

站樁功是打開會陰穴和疏通經絡的重要手段，有利於人體氣機的快速啓動，促進和增強督脈與任脈的循環功能，以活躍諸脈氣行血行，血行氣盛。隨著體內氣機的理順與活躍，各種病狀便能很快得到改善，實現對病患的「不治而癒」。

站樁功是走向健身祛病的成功的必由之路。正如蘇東坡評價氣功時說的：「其效初不甚覺，但積累百餘日，功用不可量，比之服藥，其力百倍。」

氣功調息機能

氣功調息，通常是按各種練功方法，有意識地調整呼吸的頻率、強度、間歇時間等，以影響人體內氣的交換和運行。目前修煉氣功的呼吸方法多達一百餘種。中國少林禪密功採用的呼吸方法有自然呼吸法、鼻吸口呼法、腹式呼吸法、兩鼻孔交換呼吸法等。各種呼吸與誦咒、觀想、肢體運動等動作緊密配合。

調息包括三個方面的調節：調節肺呼吸狀態、調節全身細胞呼吸狀態和調節經氣循經運行狀態。調息的功能歸納起來，主要有以下八個方面：

一、升清降濁

人維持生命離不開氧氣和其他營養物質，而氧氣與營養物質不同，它不能貯存於體內。人每時每刻都需要穩定地攝入新鮮空氣，而且主氣司呼吸、主宣發和肅降、通調水道、朝百脈、主治節是肺臟的主要功能。但大多數人僅僅能使用肺功能的三分之一。通過氣功呼吸鍛鍊，可以擴大肺活量，最大程度地利用呼吸系統的潛能，促進「吐故納新」，使盡可能多的氧氣進入體內，排除盡可能多的二氧化碳，提高血液的含氧量，保證大腦和各臟腑器官氧氣的供應，進而消除腦部淤血現象，振奮神經系統。

二、平秘陰陽

呼吸合於陰陽《長生胎元神用經》載：「鼻吸淸氣爲陽，口吐濁氣爲陰……夫自修之道，能出入陰陽，合其眞矣。」《讀法點睛》載：「吸機之合，我則轉而乾（上），呼機之闢，我則轉而坤（下）。」通過呼吸鍛鍊，調整氣機，使之合乎陰陽升降出入的自然法則，從而「眞氣」「正氣」「榮氣」「臟腑之氣」「經絡之氣」的運行均合乎生理要求和病理的轉變，對防治疾病、強身益智起到良好作用。

三、擴展膈肌運動範圍

深呼吸能使膈肌活動幅度比平時增大三～四倍。據考察，膈肌的升降距可達四・五～七・公分，而膈肌每下降一公分，胸腔容積可增大二五〇～三〇〇毫升。經常堅持深呼吸鍛鍊對支氣管炎、哮喘、肺氣腫、胸膜粘連、胃下垂、腎下垂等疾病症狀有良好的緩解作用。

四、按摩作用

進行深呼吸，可以使臟腑器官受到有節律的衝擊「按摩」作用，同時可使胃液分泌增加。隨著深呼吸，腹腔內壓發生周期性的變動，從而可促進胃腸蠕動，減輕腹腔淤血，改進內分泌的調節，促進消化、吸收和排泄。

五、促進血液循環

從生理學角度看，呼吸機能與血液循環系統有著密切聯繫，正如中醫學所說的「氣行血則利，氣滯血則淤」。若呼吸功能發生障礙，不僅會引起組織缺氧和二氧化碳貯留，影響新陳代謝的正常進行，還會引起血液循環機能障礙甚至危及生命。

《內經》中「氣爲血之帥」、「血爲氣之母」概括了氣與血的關係。氣能生血，氣能行血，氣能攝血；而血是氣的載體，血爲氣的功能提供水穀精微能量，使氣的活動得以正常進行。通過呼吸鍛鍊，強化呼吸機能，從而促進氣血運行，改善血液的循環。

六、推動津液運行

津液來源於脾胃化生的水穀精微，而氣的運動變化是脾胃化生的動力，也是水穀精微化爲津液的動力。通過調息可使唾液增多，津液的輸布排泄也是由氣的運動變化而完成的，而且氣能固攝、控制津液的排泄，使人體內經常保持一定數量的津液。因之，通過練功調整呼吸可以促進津液的生成，推動津液的輸布和控制代謝產物的排泄。

七、提高肢體勁力

呼吸的調整是與肢體的運動息息相關的，隨著肢體的屈伸、開合、升降進行特殊的呼吸，久練則可達到形氣相隨，勁氣相依，有效地增強肢體的勁力。

八、調節神經中樞

細、勻、深、長的呼吸，能使呼吸中樞受到有效的調節，從而使植物神經系統的功能失調趨於平衡。

靜坐姿勢及機能

靜坐是人們修養身心的一種最好方法。

一、靜坐的姿勢

坐禪的姿勢是古印度修行者實踐、總結和提煉的，其名稱爲毗盧遮那，即大日如來的七支坐法。大日如來七支坐法，指肢體的七種要點：

㈠、跏趺坐。盤雙腿，足心向上，有兩式：

1.通常是以左腳在上，右腳置於左大腿上，再將左腳置於右大腿上，稱爲如意吉祥坐。

2.右腳在上，左腳置於右大腿上，再將右腳置於左大腿上，稱爲不動金剛坐。但因人的身體、年齡不同，未必人人能做到跏趺坐，可呈半跏趺坐、散盤或正襟危坐。參考圖1、圖2七支坐（跏趺坐）順序圖。

㈡、手結定印。置於丹田前、跏趺之上。兩手相合，手心向上，左手置於右手上，

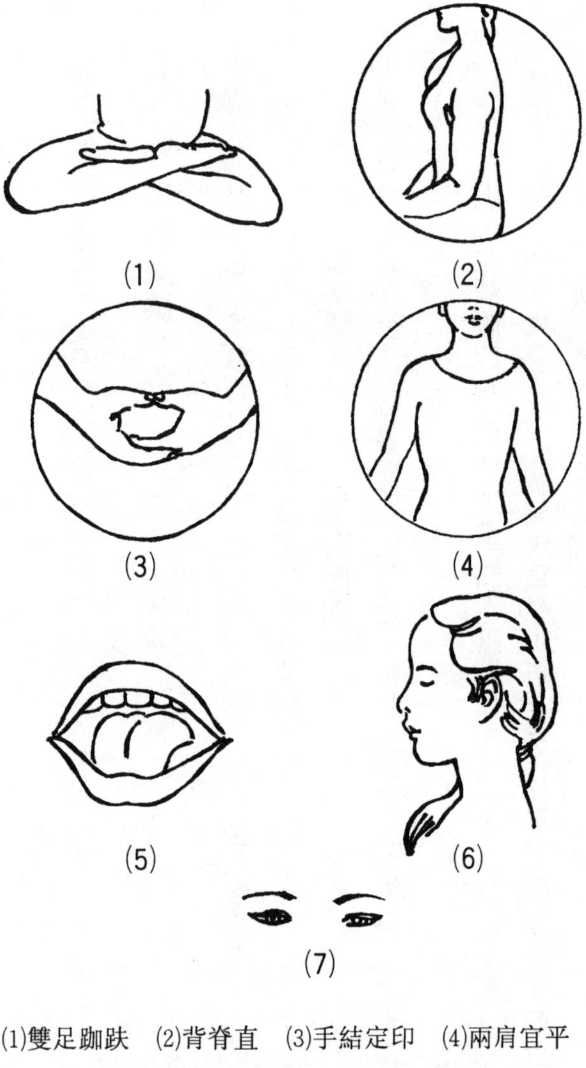

⑴雙足跏趺　⑵背脊直　⑶手結定印　⑷兩肩宜平
⑸舌抵上腭　⑹頭正　⑺雙目微睜

圖 2　七支坐（跏趺坐）順序

兩大拇指輕輕相拄，是爲定印（圖2～3）。

㈢、背脊直豎。背脊骨節直豎，頭頂向天垂直，左右肩稍微張開，下頦內收。

㈣、曲頸如鉤，上頦輕壓喉結。此點與一般七支坐法頭正不同。這樣做肌肉緊張，好處是使上行氣容易匯入中脈，並減少妄想雜念，易於入靜，做不到亦可採取頭正、下頦內收的做法。

㈤、舌抵上腭，視覺集中，抵時不可用力，若有口水，則緩緩咽下。

㈥、口寂，無論何時只用鼻息。

㈦、意寂，不思過去未來。雙目微睜，視線投置於身前一公尺之內的地上一點。此舉不是爲了看什麼，只因睜大眼睛時心易散亂，閉起眼時心易昏沈。如果睜眼過久，覺得疲倦時，不妨閉一會兒。

二、靜坐機能

大日如來七支坐法的主要效能，在於易使空中靈息（氣）攝入中脈，使消化、內分泌、循環、感覺等機能控制之靈息（氣）亦得入中脈。這樣，就能做到身安穩（又名身不動、身自在、身清靜）。通過寂靜無聲呼吸，吐故納新，是爲口安穩（又名口不動、

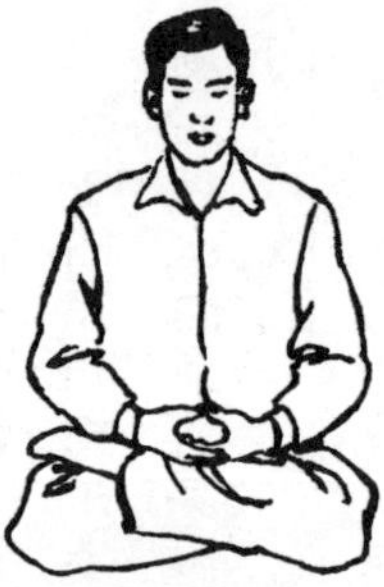

跏趺坐

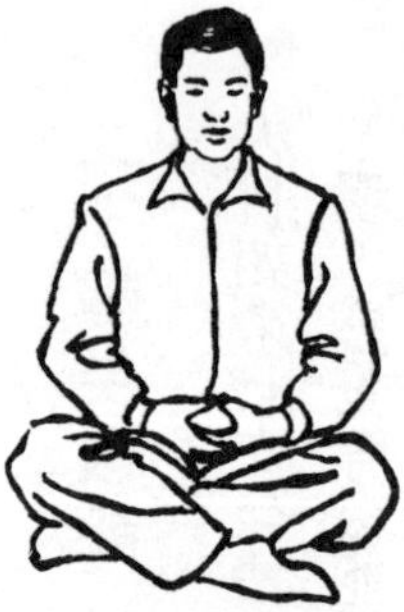

半跏趺坐

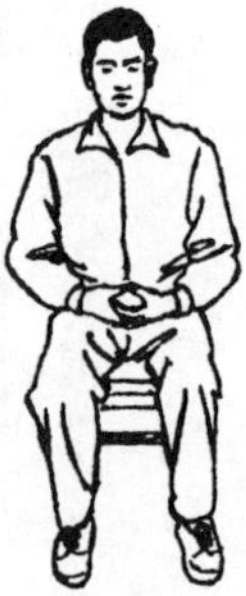

正襟危坐

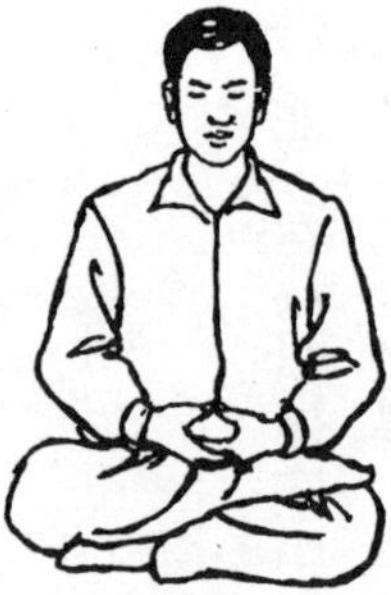

散盤

圖3

口自在、口清靜），不想過去，不想未來，不想現在正從事禪定，就是意安穩（或稱意不動、意自在、意清靜）。

經常靜坐，會使人呼吸正常，血液運行暢流，心情平和，身體便會健康，不易發生疾病。實踐與研究表明，靜坐對治療或輔助治療多種慢性病有顯著作用。

堅持靜坐，能使人的身心保持平衡統一、淨化昇華的狀態，即能提高對環境的適應能力，從容地應付各種複雜的情況而不慌亂，同時還能增強對事物的洞察力，遇事能冷靜地分析，理性地思考，對情緒的自制力也能大大提高。從而增強不畏艱難的生命力，經得起風霜的摧殘，就會更好地圓滿人生。

雙手合十的機理

古往今來，佛教（和尚）修持打坐時常常雙手合十。當今佛、道、儒、醫、武各家氣功、印度的瑜伽功以及當今西方流行的ＴＭ功，雙手合十都是修煉氣功不可缺少的重要動作。合十是中國少林禪密功常用的「手印」。

據一些學者和煉家研究和體證，雙手合十有以下幾種效應：

一、人在雙手十指相貼、掌心相對時可以使身心放鬆，最大限度地進入一種全身心徹底放鬆的狀態。

二、雙手合十，能使人達到忘我無我的境界。

三、通常，合十是動作導引過程中的一種手勢，以掌通氣，掌、氣、意同步運行。

四、人體的十四條經脈（包括督脈和任脈）中有六條經脈是從手發端的，它們是手太陰肺經、手陽明大腸經、手少陰心經、手太陽小腸經、手厥陰心包經、手少陽三焦經。人的左右手掌上集中了三條陰經和三條陽經的諸多同名穴位。這些穴位，在各自的經絡線上各司其責，擔負著不同經氣運行的任務。雙手合十，左右手掌上的各同名穴位相互接觸或密合，使原來左右各行其是的經氣相互溝通。

五、一九七七年日本學者獲原輝章發現，當人的左右手上的同名穴位溫度差超過攝氏〇．五度時，雙手合十，使左右手掌同名穴之間架起了溝通溫度的氣橋，使兩掌同名穴之間交融達到了平衡。

總之，「合十」是為了「指交經，氣媾合」，是為了增強氣感，有利於身心健康。

身、口、意三密為用

氣脈為體，三密為用。

既然名為密宗，總有它的神秘所在。那麼，這種神秘是什麼呢？即密宗之密的具體表現形式是什麼？具體來講，密宗之密有三種表現形式：即身密、口密和意密。

一、身密

密宗認為，人體本來有許多奧秘和潛能，通過各種密法的修煉，可以使習者發揮潛能，迅速和宇宙溝通，天人一體，進而即身成佛（即具有大智大慧超功能的人）。

身密的修持方法是結手印和修氣、修脈、修明點和拙火。東密（傳到日本的密法）的修持以手印為主，通過人體的手掌和十個指頭，配合想像的意念，契合某一修法，結合各種不同的手印，對外和宇宙本體的功能相通；對內與五臟六腑相通，並能與法界已經成就的諸佛諸菩薩的身密氣息互相感應，同時自身也就等同諸佛、諸菩薩的神通作用。

手印，就是兩手手指相互挽成不同的形狀，即中國道家的捻訣。手印並非密宗所創，在婆羅門教中早有流行。密宗手印種類繁多，數以千計，各有特別的涵意與作用。最基本、最簡單的手印是合掌。

密宗認為，右手代表佛陀，左手代表衆生，合掌的手印表示佛陀與衆生結合一體。有用手指做成火形或蓮花形的手印，也有將手指相交又重疊的手印。

實際上，手印像天線，人體像收音機，手印可以溝通人體與大自然的關係。密宗手印的運用，涉及人體光學、電磁學的奧秘，需要未來科學加以研究解釋。

二、口密

口密，就是聲密，是咒語，也稱爲眞言。誦念咒語，只重音聲，不必懂意思，用不著運用思維，只須堅定信念，專心致志地念誦。東密和藏密所誦念的咒語，都是從印度中古時期的梵文發音而來。密宗認爲，咒語好似佛、菩薩的電報密碼，可以呼應通靈，互相召感。

現代語言學是爲了文字語言的應用去研究音聲之學，而對音聲和宇宙萬有生命的關係，以及對人體氣機的聯繫，卻極少探索和研究。目前人類還沒有完全了解音聲的神秘。

密宗念咒是利用一種特別的音符，震動身體內部的氣脈，使它發揮生命的潛能，進入神秘的領域，可以啓發特異功能和高度的智慧。密宗有名的咒語是觀世音六字大明咒，漢文譯音爲「唵、嘛、呢、叭、嚰、吽」。藏密認爲，只要誦念此咒，久之必然心體顯現，證入無量法門，成就一切法，聚一切功德。密宗三字根本咒「唵、阿、吽」，是梵文聲母的總綱，六字大明咒即從此三字根本咒念出。

三、意密

意密是三密中最主要的一環。因爲修持密法的過程中，意念（意識）無疑處於主導地位，身體的內密與音聲的妙密，都憑藉意密發揮作用。

意密之密主要在於觀想。觀想的對象十分豐富、廣泛、微細，包括了宇宙、人間和自身一切事物，充滿了莊嚴、華麗、神奇、五彩繽紛的光和色，而且千變萬化，卻又出於密宗的經典與教義，符合密宗的宇宙觀和人體觀。密宗的宇宙觀的最大特點是將宇宙予以人格表現化。認爲宇宙就是大日如來，以如來的表象來表現宇宙，認爲萬物都是大日如來的本質屬性。這些萬物之總體皆爲大日如來，而自我本身就是大日如來、觀想我和大日如來爲一體。密宗把自然界的地、火、水、風、空稱爲「五大」，用五個梵文字象徵「五大」，五字嚴身觀就是把地、火、水、風、空觀於自身的腰下、臍輪、心上、眉間、額頂五處，使自己和宇宙、佛產生一體感。

密宗的意密正是通過觀想，運用「轉識成智」的原理，引發意識潛能而達到超然物外的境界。

東密學者桐山靖雄認爲，密宗之法是將人類的根本加以改變，形成了與從前截然不同狀態的一種技術。要達到這個目的，必須產生強大的「念力」，並使念力進而成爲「法力」去操縱和改變客觀存在的事物，也就是形成超人的特異功能。密法的修煉，是直接刺激大腦邊緣系的深層意識。

所謂潛意識就是潛記憶，深層意識就是深層記憶。潛記憶就是指人生出生以來所有的記憶，深層記憶就是指人出生以前的記憶，就是人類過去多少年來積累的能力和經驗。刺激深層意識可以把這些能力和經驗開發出來。桐山靖雄這一見解，對用科學方法來研究密宗，特別是意密，具有很大意義。

簡言之，密宗把人的日常生活活動分爲三個部分：身體的活動、語言的溝通和心靈的交會，亦即手結印、口念眞言和借觀想以成佛，這便是三密。

脈、氣、明點、灌頂——藏密修持的四大功理支柱

藏密氣功的發展大致有前後兩期，前期以儀軌和持誦爲主，後期則強調法身、色身雙修，認爲氣、脈、明點上修煉，先使色身強壯起來，然後再使法身達到較高的境界。

一、三脈、七輪

㈠、三脈爲中脈、左脈和右脈

中脈：中脈是最重要的一條脈道，由脊柱尾椎海底輪（在會陰穴）伸至頭頂梵穴。中脈在脊髓內，藍色。

左脈：左脈在中脈左邊，由右睪丸起，女性由子宮起，在海底輪中與中脈、右脈會合，復在心輪與中脈、右脈會合，經過左鼻孔，又在眉間輪與中脈、右脈會合。左脈又名月脈，性涼，色灰白。

右脈：右脈在中脈右邊，由左睪丸起，女性由子宮起，在海底輪中與中脈、左脈會合，復在心輪與中脈、左脈會合，經過右鼻孔，又在眉間輪與中脈、左脈會合。右脈又名日脈，性熱，色紅。三脈是肉眼看不見的，只有在靜定時，氣脈通了，自己才能看見。

㈡、七輪爲海底輪、生殖輪、臍輪、心輪、喉輪、眉間輪和頂輪

海底輪：海底輪在脊柱下之基處，肛門二指之上，生殖器二指之下，即會陰穴處，又名基礎輪，其餘之輪皆在此輪之上。此輪爲所有輪之力量與精神的供應處，其形有四

葉，對人體機能，與性腺、腎臟有關。

生殖輪：生殖輪在中脈內，生殖器之根處，其形有六葉，主管身內小腹、腎、性腺、卵巢、睪丸、前列腺等。

臍輪：臍輪在中脈肚臍處，乃人身之中心點，相當於道家的下丹田部分，其形有十葉，主管脾、胃、肝、胰和腎上腺等。

心輪：心輪在中脈中心處，心窩處，相當於道家的中丹田，其形有十二葉，主管胸腺、心臟、肺臟等。

喉輪：喉輪在中脈內喉根處，其形有十六葉，主管甲狀腺、扁桃腺和唾腺等。

眉間輪：眉間輪在中脈內眉心處，其形有二葉，相當於道家的祖竅，主管腦下垂體。

頂輪：頂輪位於頭頂，形如千葉蓮花，即喻有一千氣脈由此輪發出，相當於道家泥丸宮，又名大東輪，主管松果腺。

梵穴：梵穴位於頂骨與後頭骨之間，即初生嬰兒頂門跳動極軟之處；另一說在頂輪處四指外之上方，離開頭頂。在這裡人體放出光芒，中脈以此爲出口。

密示七輪的學說，與近代科學家發現人體的七個主要查克瑞的學說，在位置與作用上基本一致。

修氣脈，主要是喚醒在海底輪沈睡之拙火，逐輪上升，最高達到頂輪與明點相會合，進入入定狀態，流下甘露（又名聖酒），滋潤全身，得大安東境，借以治病、強身、延年，產生人體的超常能力。

二、氣

藏密所修的氣有兩類，一是根本氣，二是分支氣，各又分五種氣。

(一)、根本氣

1. 持命氣：爲人的生命之本，是其他四種氣的根源。產生於臍下四指處，三脈在此交結，此處又稱爲生法宮。
2. 下行氣：主管向下流通精血、大小便，發生於會陰之上。
3. 上行氣：主管推動氣血上行，發生於心之東南方。
4. 平住氣：主管消化飲食，輸入營養，發生於心之東方。
5. 遍行氣：主管全身運行及人的動作，發生於心之南方。

(二)、分支氣

1.行氣：又稱龍氣，行於眼，能生視覺。
2.循行氣：又稱龜氣，行於耳，能生聽覺。
3.五行氣：又稱海馬氣，行於鼻，能生嗅覺。
4.最行氣：又稱提婆氣，行於舌，能生味覺。
5.決行氣：又稱財生氣，行於身，能生觸覺。

脈與氣是藏密功理中的根本所在，與明點理論一起，就形成了此功理的三個組成部分。

三、明點

明點，又稱為眞精、眞水，即指精華，產生生命、精神和功能的精華，主要有三種：

(1)、離戲明點，指不可言語的精神精華，爲最細風心之體。

(2)、不壞明點，指父母精血的生命本原，來自父精爲白菩提心，主要住於頂輪。來自母血爲紅菩提心，主要住於心輪。此明點常住於中脈，爲人生命之本，在中脈內上下移動。

尿。

(3)、物明點，指有形質的水液。分爲淨濁兩種，淨者爲精血津液，濁者爲汗涕淚

四、灌頂

在此功理基礎上，還有另一重要的功理是漢地氣功沒有的，即灌頂理論。

藏密特別注重師承傳授，把上師視爲四寶中的首位。這四寶是：上師、佛祖、佛法、僧侶。沒有上師的直接傳承是無法得到修持訣妙的。而上師的傳承必須通過灌頂儀式，以表示法的繼承。藏密灌頂可分爲四級，這四級中包含著修持的四個不同階段。

第一級灌頂稱爲瓶灌，屬於身灌，使弟子成爲童瓶身寶。

第二級灌頂稱爲密灌，使弟子修圓滿次第的六瑜伽，它是無上瑜伽圓滿次第的六種修持方法：(1)拙火；(2)幻身；(3)夢幻；(4)光明；(5)中陰；(6)遷轉。

第三級灌頂稱爲慧灌，使弟子的智慧之氣入中脈，衝擊智慧明點，依次開發弟子的六個脈輪：性、臍、心、喉、腦、頂六處。這一級灌頂要求極爲嚴格，弟子必須在上一級灌頂中有成就者，方能進行這一級灌頂。

第四級灌頂稱爲勝義灌頂，使弟子在修心的層次上達到一個高級的境界。

誦咒效應的機理

語言是人類所特有的功能。物理上，語言是作爲一種聲波而存在的。聲波源於發聲體的震動，具有穿透與折射性。修煉有素者一般能巧妙地利用聲波的穿透性。折射性的特點，把聲波變成語言（佛家稱咒語）帶動內氣運行，達到意到、聲到、氣到的效果，也就是以聲領氣、氣隨意、聲出入，達到特殊煉功效果或治病效果。

咒，古來有之，相傳數千年，當今用之，仍然有效。通過人們的實踐體悟、實驗研究，歸納起來，其主要機理如下：

一、在默念「咒語」或功訣時，人的身心活動與聲波的共鳴統一起來，相互協調，容易入靜，與默念數字等方法入靜同理。入靜進入了氣功態，有的病會漸漸好轉或治癒。

二、現代聲振醫學原理認爲：人在氣功態下吐音產生的特定聲波，以及這一過程中由發聲器官按照一定的頻率振動所引起的肌體內部的共振，可使內氣的特殊信息循經脈通過臟腑，從而收到調整陰陽、自我按摩臟腑的效果。

三、聲學把聲波分成三類：二十赫～二萬赫是聲波（人耳能夠聽見的聲音）、低於二十赫的是次聲波、高於二萬赫的是超聲波。誦咒助氣，經儀器測定，這種特音含有次聲波。次聲波具有頻率較低、發散角小和遠距離傳播的特點。利用它可自修，也可雙修（助功、催功或施治於人），對己可健身祛病，對人可遠距離助功或調治，這是物理作用。

四、修持咒音，是讓音轉化爲光，就是要內明發光，進而進入到光明大定中去。咒音不是爲招神請鬼而設，它是一種光音的修持，這是咒音眞正的密意。我與光融爲一體，光即是我，我即是光，光我不二。咒即是光，光即是咒，光咒不二。這便是咒音本無密，密在光音天。

五、咒音是借音頻激發心頻，以心頻帶動光頻進而相繼光明的一種修持語音方法。咒音念誦的竅門，除了專一，一門深入之外，更重要的是以誠懇、恭敬與信仰的心態來念誦，要求發自內心的誠、敬、信。若稍有疑惑，便絕對不能夠相應，若能誠、敬、信的修持，縱使不能入光音天，也能獲得不可思議的收益。

六、根據生物全息理論和生物儀器學論及超常能量學說等，可認爲咒語、眞言是經歷代祖師實踐提煉而成的，並經多人念誦從而寄存了高強度的信息與能量。後人在入靜的狀態中默念咒語時，一旦溝通接收了那能量信息便能產生超常效果。

一般說來，咒音須經過反覆試驗「尋音」，當感到最佳時便固定下來，稱爲「定音」，然後成爲眞言。眞言，其含義是指由眞如心中流出，眞實不虛。

六字眞言即「唵呢叭囉吽」，佛學介紹這六個字的意思是：

「唵」（om）表示皈依敬臻的意思，特指向觀音菩薩致敬；

「嘛呢」（mani）是佛教所說的能隨意變化的寶珠——如意，用以借喻人的心性；

「叭囉」（padme）是紅蓮花，出污泥而不染，生在世間出世間，根直中空，直穿而上。佛家常用來比喻心性的清淨不染；

「吽」（hom）表示迅疾顯現，是速顯的總持，是迅疾顯現一切功能、達到目的、摧毀障礙的意思。

從修禪角度看，誦念六字眞言也是一種發音法，其發出的聲音同全身五臟六腑的關係是：

「唵」（音嗡）字屬阿字類，主一切字母之頭，也是六字之首。其聲至中脈上升於喉，張口微閉出鼻腔，其聲上頭，在口內迴旋，充於七竅。如有目疾，可睜眼出氣；如頭昏腦脹、頭痛、偏頭痛等症，在發聲同時可讓頭上之氣向下出氣。

「嘛」字是開口喉音，起音時，上下唇先合後開，聲振喉部，聲波至兩臂以至兩掌部發麻，這無疑對增長功力及對喉部疾患、肩臂疾患康復皆有益。

「呢」字是舌尖音。若發此音時兩臂環抱對胸，聲振胸音，會反射於手心，手心發麻，用於手臂自我導引，並對胸悶、心悸疾患均有益。

「叭」字是唇音，先閉口，後開口。兩手對腹前，內氣從前至後貫通下丹田，腰背有溫暖感覺，用於命門補氣，適於腰椎及腎部疾患。

「彌」字，發音時口微開，舌下音，聲向下。內氣沿脈轉動，小腹有振動感，適於腸炎及下焦疾患。

「吽」字，引氣上行抵達喉部轉向下發「敕」聲，爲捲舌音，口微開。聲沿兩腿下行直達腳掌心，用於下肢導引，適於腿痛及關節疾患。

念誦六字眞言，比較溫和，補瀉皆宜，其中唵嘛吽，念誦時能產生震動，有打通經脈、激發內氣的特殊作用。

藏密修持者認爲，常念誦此眞言能證本有之菩提心而悟體淨，除煩惱而知相空，斷除一切垢染。能離習欲，壞煩惱，除我執障，悟眞如，生歡喜，因此，藏密修持把它作爲無上的「眞寶言」。在藏族地區到處都可以看到六字眞言。六字眞言在藏密中占很大的比重。

在其他地方，人們對六字眞言也有一定的認識，也被某些練功人廣泛地應用，但由於讀音的原因，沒有達到藏族地區的效果。因爲這個眞言是來源於印度，在七世紀被作爲密法傳到西藏。漢語與梵語、藏語在發音上不同，而且年代久遠，越傳越變了音。

第三篇

中國少林禪密功功法要領

中國少林禪密功，崇尚尊師重法，注重觀想、持印、誦咒同煉，形、氣、意、神同時並舉，通三脈，開輪結，溝通和吸收宇宙超常能量和信息，達到祛病強身、開慧增智、抗衰益壽之目的。

八字真言排病法

一、手印（眞言）

金剛吉祥母拳（男右手女左手）：大拇指壓無名指根，其餘四指壓在拇指上。

金剛吉祥母劍（男左手女右手）：大拇指壓無名指根，中指、無名指、小指壓拇指，獨留示（食）指伸直。

二、咒語（眞言）

嗡 沓 哆 囉 肖 肖 雅 吽

三、姿勢

站、坐(雙盤、單盤、自由盤、平坐)均可。站姿，雙手持印下垂；坐姿，雙手持印放在膝蓋上。要求周身中正，鬆、靜、自然，雙眼微閉。

四、做法

端正姿勢後，首先雙手合十於胸前，報姓名、密碼，敬請根本上師和歷代祖師大加持，然後誦咒，按排病路線意想相應穴位。誦咒用中音，最後一字稍長。每次修習一百零八遍。收功時，雙手合十，心中默想感謝上師和歷代祖師的加持。搓雙手，浴面，乾梳頭，拍打頭部，深吸三口氣，呼氣時發噓的聲音。

五行密碼功

五行密碼功，是少林禪密功的站樁功，是重要的基礎功法之一。

五行，即木火金水土五種物質的運動。五為數，行為動。五行是宇宙萬物賴以生化的物質，是一氣化生的五種物象屬性。五行物質之間，存在著互相制約的生剋關係。運用五行生剋關係來闡明自然界各種事物和現象之間的聯繫，事物在相生相剋運動變化之中維持協調平衡規律的理論，稱之為五行學說，即易學的變易。

一、五行方向與屬性

東方　甲乙木　屬肝（與膽相表裡）
南方　丙丁火　屬心（與小腸相表裡）
西方　庚辛金　屬肺（與大腸相表裡）
北方　壬癸水　屬腎（與膀胱相表裡）
中央　戊己土　屬脾（與胃相表裡）

二、做法

西向東南，兩腳併攏，周身中正，全身放鬆，雙手合十於胸前，叩齒三通，報姓名、密碼，敬請根本上師及歷代祖師大加持，與宇宙超常能量和信息溝通。左腳向左跨一步，略大於肩，下蹲形成馬步站樁。

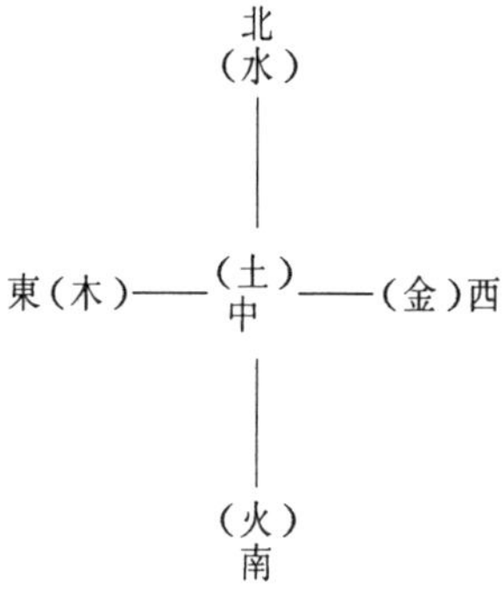

圖 4　五行方位圖

東方生肝　南方長心　中方化脾　西方收肺　北方藏腎

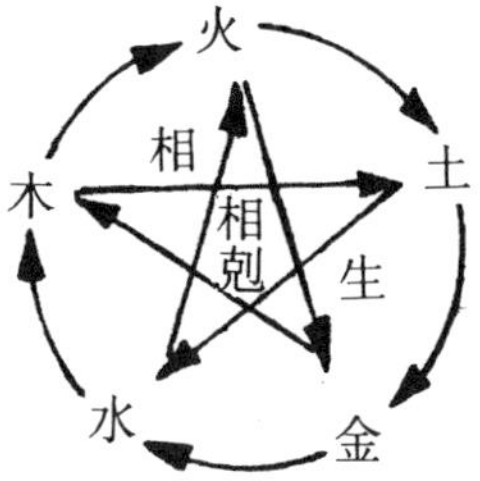

圖5　五行屬性生剋圖

相生：木生火　火生土
　　　土生金　金生水
　　　水生木

相剋：金剋木　木剋土
　　　土剋水　水剋火
　　　火剋金

此時意境：頭頂藍天，腳踏大地，背靠青山，胸懷在大海。放鬆調定後，右手（女左手）持金剛吉祥母拳，左手（女右手）持金剛吉祥母劍，雙臂慢慢抬起，與肩同高。劍指與拳相距約十公分，成抱球狀。

雙眼望正前方，意在兩手。全身進一步放鬆，進行調息、導引、吐納。採用逆呼吸法，即呼氣時腹部鼓，球隨之漸大，吸氣時腹部收縮，球隨之縮小，呼爲吐，吸爲納，將宇宙眞氣吸入下丹田。站樁半小時左右收功。

收功時左腳收回，雙手合十於胸前，意想感謝上師和歷代祖師的加持，將磁場光環眞氣收入下丹田，結定印，男左手在上，女右手在上。

三、注意事項

1.練功場地不限，宜環境幽靜，空氣新鮮。
2.飯前飯後一小時以內勿練此功。
3.陰天、霧天、雨天不要在屋外練此功。
4.子午時不練此功。
5.可根據個人情況選擇練功面向，一般面向東南方。

六字大明圓滿修持法

六字大明圓滿修持法簡稱六字眞言或六字大明咒。練功時後面加上一個「嗽」音，有人稱之爲七字眞言。

一、咒語

唵（wong）嘛（ma）呢（mi）叭（bei）彌（mei）吽（hong）嗽

（siu）

二、手印

唵　雙手胸前合十　（佛部心手印）
嘛　雙手背後合十　（如意寶手印）
呢　雙手頸部合十　（如意寶手印）
叭　雙手頭頂合十　（蓮花手印）
彌　雙手指尖相對，掌心向下，從頭頂移至下丹田（金剛部心手印）
吽　雙手指尖相對，掌心向上，從下丹田移至雙肩（金剛部心手印）
嗽　前印反掌心向下移至下丹田（誠請上師排病氣）。

與上師和歷代祖師溝通信息及收功方法同前。

伽藍益智長壽瑜伽修持法

「藏密伽藍益智長壽瑜伽修持法」簡稱「伽藍益智長壽功」，原在我國青、藏地區的寺院裡爲少數高僧大德所掌握。爲貫徹國家「全民健身」綱要，提高人民身心素質，現公布於衆，並將此功法列爲中國少林禪密功系列重要功法之一。如能潛心如法修煉，日不間斷，可益智、開慧、身心安樂、延年益壽。此外，練功者在修持本法的過程中還能體會到一些特殊的功效。

第一部分　準備上座

此功法要求結七支坐式坐定。毗盧遮那佛（大日如來）即以此坐姿，兩足交叉置於左右股上，也叫全跏趺法。暫時做不到全跏趺，可採取半跏趺或自由盤坐。入座後，要求做到安、穩、定，泰山崩於前色不變，美色躍於前心不搖。準備完畢即可開始正修。

第二部分　正修

一、兩手持金剛吉祥母拳，分別置於雙腿膝蓋上，掌根稍用力壓住膝蓋。處於靜坐無念的狀態，掌心向下虛懸。

二、兩拳離開膝蓋，變掌心相對，移到小腹前，兩掌相距十公分左右，輕輕地慢慢向左右拉開。用意不用力，全身放鬆，有一種拉不動的感覺，兩掌互相吸引，指與指之間有氣如絲，呈五彩顏色。

三、兩手邊拉邊向上舉，當兩臂抬至與肩平即呈水平狀態時，十指輕輕抖動，抖動時全身處於放鬆、安祥的狀態。放鬆了就會感到全身舒服異常。如騰雲駕霧一般，保持一會兒，時間長短自行掌握。

四、十指邊抖動邊向胸前靠攏，當兩手與肩同寬時停止抖動。

五、左手成金剛吉祥母拳，拳心捂住肚臍。與此同時右手成金剛吉祥母劍，輕輕回到膝蓋上，用掌根用力壓一下膝蓋，示（食）指尖指向身體正前方。

六、觀想臍輪之十二葉蓮台順時針轉動，一股溫熱的氣流直到小腹，整個小腹有溫熱之感。

七、做兩個深呼吸，意念吸進宇宙間眞氣，呼出體內濁氣。

八、右手示（食）指尖從膝蓋劃脈，沿著右大腿內側劃至大腿溝根部，稍停一下，沿右脈向上劃，如蝸牛爬行一般，劃到哪裡想到哪裡，劃到乳頭部位停三秒鐘左右，隨即迅速轉示（食）指向天，指尖大約與眉平齊。

九、轉示（食）指從肩上方向身體正後方指去，掌心向下。

十、右手示（食）指繞頭部順時針劃圓，指尖向下，從右耳下開始經過枕部到左耳，再從左耳經前額回到右耳。

十一、用食指輕輕地封住右耳孔，掌心向身體前方，深深吸氣，同時觀想頂輪千葉蓮台也隨之轉動，清晰可見，意想大腦中百病皆除，清涼無比。

十二、兩鼻孔同時做九～二十一次勻、深、細、長的呼吸。吸氣時觀想宇宙間的眞氣靈息分別從左右鼻孔進入左右二脈，向下到小腹三脈相合之處，即臍下一寸三分處。觀想所吸之宇宙眞氣靈息如五色彩虹將左右二脈充滿。呼氣時意念體內的業障、病痛以及心中的煩惱都化成黑色的濁氣排出體外。輕吸慢呼，吸要吸滿，呼要呼淨，全身放鬆。

十三、內視左右二脈清淨、通暢，觀想右脈似火燒，左脈似冰涼，右脈鮮紅，左脈灰白，清晰可見，宇宙間的眞氣靈息都慢慢匯於三脈相合之處。

十四、猛地拔出右手示（食）指，指向天空。指停片刻便緩緩輕柔地向前方下落，手臂如落入雲中一般，落到左腿膝蓋上，收回示（食）指成金剛吉祥母拳，接著左拳也放在左腿膝蓋上。雙手掌根用力壓一下膝蓋。輕輕伸開兩手十指，全身放鬆，調整呼吸，自覺呼吸似有若無，全身氣脈通暢，眞氣匯集在臍下三脈匯合之地。

十五、重複上述一至十四的動作，不同的是，從第五動開始右手成金鋼吉祥母拳，左手成金剛吉祥母劍。

十六、兩手在小腹前掌心相對，輕輕地向外拉，有一種拉不動的感覺，慢慢拉開。要用意不用力，邊拉邊體會氣感，邊向上抬起兩臂。當抬至與肩平時，兩掌轉手心向上，輕輕向上合攏兩掌，在頭頂梵穴正上方相接，渾身上下充滿氣感，兩手合十。觀想宇宙五彩眞氣靈息在梵穴上方集結，從梵穴灌入頂輪、喉輪、心輪、臍輪、陰輪，如清泉甘露一般。兩手合十下落到天目穴前，同時口念三字眞言的「唵」，落在心輪前，口念「吽」字，最後在小腹陰輪前結定印。

男左手在上，女右手在上。認眞體會感覺，特別是心靈的感覺。此時雜念盡除，心中默誦：「祈求根本上師和歷代祖師大加持」。觀想自己與各位上師的信息接通了，與宇宙的超常能量接通了，渾身脈道皆通，有說不出來的不可思議的快感，如沐浴在清泉甘露之中，在清泉甘露沖洗之下，業障、疾苦、病氣、濁氣都跑得無影無蹤，身體無比潔白、明亮、清淨、和諧。

最後收功，方法同前。

上師瑜伽功修持法

上師瑜伽功原名叫兜蟀天，兜蟀天是西藏一位活佛的名字，最早傳人是西藏的杜那善軌。上師瑜伽功是無尙瑜伽功的一種，是請求活佛加持，層次高能量大。

練功程序：

一、溝通超常能量和信息

雙手合十於胸前，叩齒三通，報姓名、密碼，敬請根本上師和歷代祖師大加持。

盤坐，左手（女右手）持金剛吉祥母劍，右手（女左手）持金鋼吉祥母拳印，分別放在兩膝蓋上。

二、念誦咒語（口授）

咒語音取中音，最後一字適當拉長，連念三遍。

三、發誓願

皈敬一切聖者總集體，一切孤者總體真實體；

尊賜恩德永遠未能酬，唯尊能知無比大恩惠；

尊能知我極至心祈求，願速圓成無尚瑜伽道；

尊居無色最聖淨法界，願賜加持令正無壞性。

註：連念九遍後開始正修。

四、正修

㈠、觀想中脈，從頭頂百會穴（頂輪）到海底輪（會陰穴），藍色透明，粗細如麥稈粗變到示（食）指粗。

㈡、繼續觀想，自己是空的，沒有我存在了。接著觀想，中脈藍色的光照遍全身、全身脈道，所有的骨頭都是藍色透明的，全身如同用藍色的絲絹織成的一個透明帳篷（自身是一個藍色的大氣球）。接著觀想中脈由示（食）指粗漸大到宇宙，眞實無虛，了了分明。一分鐘後，再觀想中脈由宇宙大逐漸小到芝麻粒大小，並放出藍色的光。停一分鐘，中脈又恢復到（示）食指、麥稈那樣粗。

㈢、意念眞氣通過吸氣從鼻孔→喉輪→心輪→臍輪→下丹田，充滿全身二萬七千個脈道。呼氣時，濁氣從下丹田→臍輪→心輪→喉輪→鼻孔→體外。一呼一吸，全身放光，清澈透明。

㈣、觀想百會穴，如天窗一樣從中脈到心輪處有一個四葉蓮花台，台中間有一個紅色、明亮、清晰可見的發光點，繼而觀想百會穴上有一個蓮花台，上面坐著根本上師，他的中脈是一條藍色透明的光柱與自己的中脈相通，蓮花座中間也有一個發著紅色光束的亮點。

如此，反覆觀想。

最後收功，方法同前。

手印放光術

手印放光術是少林禪密八觀思神童成就法之一，也是瑜伽功上層功法的一種。通過訓練打開天門（肉眼通）觀人體出現的不同光色，從而判斷人的身體健康情況、性格、命運、職業等。一般大約修持三百～五百天即可成功。

練功程序：

一、溝通超常能量和信息

雙手合十於胸前，叩齒三通，報姓名、密碼，敬請根本上師和歷代祖師大加持。

二、盤坐持印

雙盤、單盤、自由盤均可。

右手（女左手）大拇指捏住無名指根部，其他四指伸直，扣住臍輪，左手（女右手）大拇指與示（食）指相捏，中指伸直，無名指、小指彎曲，放在膝蓋上，手心向上。

三、觀想

身體內眞氣充盈左、中、右三脈，充盈的三脈如屋柱那樣粗，通過頂輪→眉向輪→

喉輪→心輪→臍輪→生殖輪→海底輪。右脈爲紅色，左脈爲白色，中脈爲藍色。繼而觀想中脈由屋柱粗漸大到宇宙，整個身體也漸大到宇宙那麼大（只有脈搏跳動），藍色的全身通體透明，這時念專用咒語（口授）。

觀想可以看到梵文發出不同的光色。

修持完畢，意想中脈由宇宙大恢復到原來狀態，雙手扣壓下丹田，將眞氣收入。最後收功，方法同前。

寶瓶氣修持法

寶瓶氣屬無上瑜伽部，藏語稱「盆降」、「瓶風」等。本法與金剛誦、九節佛風合爲「三密」。三密是練氣的三種方法。

本法又分爲「柔和寶瓶氣」和「猛烈寶瓶氣」兩種，要求先修柔和寶瓶氣，然後再修猛烈寶瓶氣，循序漸進，愼按上師傳承方法修煉。寶瓶氣屬細身之氣，在藏密中稱二灌內容。

一、柔和寶瓶氣

㈠、七支坐定：觀想，男觀金剛亥母；女觀金剛勝樂。把自身觀空，如泡、幻身，三脈觀想清楚，了了分明。

㈡、兩手稍用力放於兩膝上，左右兩鼻孔交替呼吸。先將左鼻孔閉上，用右鼻孔吸氣，慢慢吸足。吸氣時觀想大千世界之風，將宇宙的無數能量及一切精華物質吸入體內。然後將右鼻孔閉上，用左鼻孔將體內之氣緩緩呼出（把氣呼盡），意想身體中的所有疾病、業障全部呼出，意想自身痛苦消失。呼氣時要用力，切記不能用口呼吸。這樣一呼一吸為一次，共呼吸三次。

㈢、兩手握金剛拳（降伏印）圖6—①。兩手前伸，慢慢伸直，圖6—②，上舉變劍指，圖6—③。兩鼻孔慢慢吸氣，觀想氣順示（食）指沿臂上行，然後由鼻孔進入左右二脈，沿臍輪至丹田（三脈會合之處）停住。然後兩臂慢慢上抬到頭頂，彎腕劍指前方（只做一次），圖6—④。兩臂下垂，將兩手放於兩腿膝蓋之上握成金剛拳，圖6—⑤。

這時，身體正直（吸氣時先細、中、猛、後細且慢）。氣隨意行，加意念於中脈

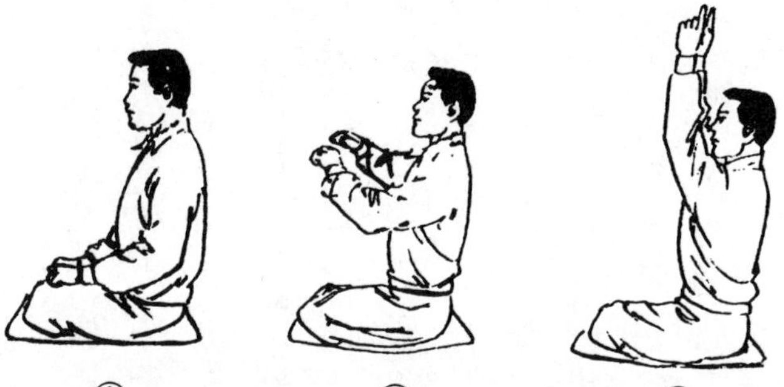

圖 6 寶瓶氣修持法

（不必觀想左右二脈）。觀想中脈，同時想所修本尊（根本上師）形象，氣千萬不可有分毫漏失，圖6—⑦（如果漏氣一定要重新練一次），將眞氣灌於寶瓶之內。

將氣積累納入中脈，吸滿後，觀中脈如麥稈粗細，漸變成鞭桿粗，竹筒粗、手臂粗、馬尾粗，然後再逐漸恢復到麥稈粗細（由細到粗，再由粗變細），不必刻意求像。再觀想中脈如麥稈粗細漸變成鞭桿粗，如竹筒粗、上臂粗，然後再變回麥稈粗細。

再觀想中脈如麥稈、鞭桿、竹筒，手臂粗，最後充滿全身，然後再逐漸恢復如麥稈粗細。一口氣只練一段，觀想中脈脹縮與自己一口氣長短要相宜，掌握覺得不能再吸爲止。

再由鼻孔呼出，兩拳同時外翻變立掌，用勁

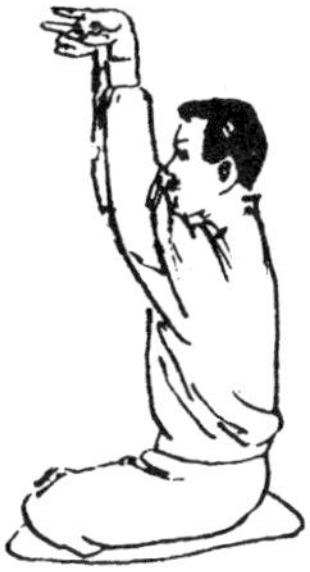

④

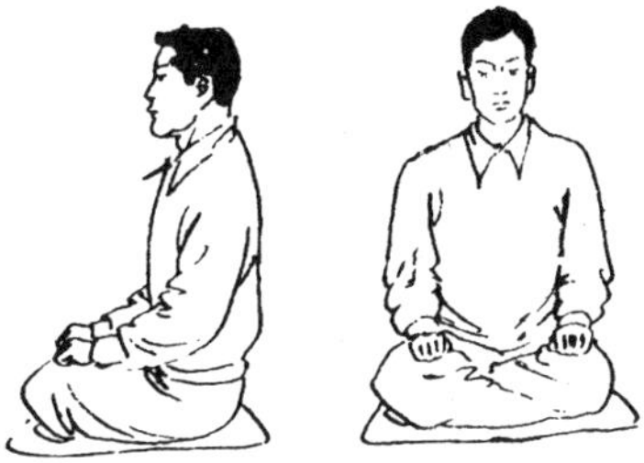

⑤

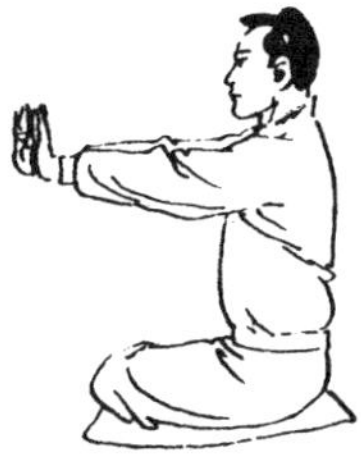

⑥

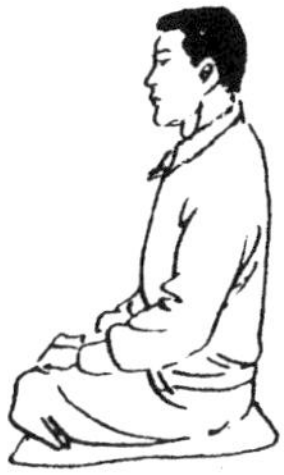

⑦

推出（圖6—⑥）。

三段連修柔和寶瓶氣爲一次。注意不可用口呼吸，堅持習練可以長壽。

二、猛烈寶瓶氣

猛烈寶瓶氣在柔和寶瓶氣之後修煉。

七支坐定。

觀想中脈隨心所欲，要大就大，要小就小，可大可小。

觀想中脈有全身大，漸漸如柱、如屋、如山乃至充滿整個宇宙虛空，再依次縮小，最後好像一根馬尾粗細。此兩種觀想需要分兩口氣分別修完，微微收腹（似收非收）。

出氣時要把氣觀成大米粒那樣的形狀（最後一口氣修散氣），如散沙狀。修散氣時全身由小動到大動，把氣散布於全身各毛孔排出，口中吐氣，微有聲音。

當氣吐出後，眞氣又入全身毛孔，由鼻孔向上吸氣，到頭頂，使氣充滿百會穴，觀想頭髮、眉毛都根根豎起被智慧充滿，但不可有分毫漏氣，漏氣會出毛病。

每次只修一次，不要重複，重複傷元氣，吸氣不要出聲，呼出有聲，最後將氣收回小腹（丹田）內。注意舌頂在上下齒之間。

收功要求同前。

誦咒止血術

一、咒語

東方一個紅孩子，頭戴紅纓帽，身穿大紅袍，腳穿紅鞋子，一來血就止。

二、手印

劍指

三、注意事項

1. 婦女在經期禁練禁用。
2. 每次練習不少於一百零八遍，不要推敲字義。
3. 咒語與手印同時修煉，要眞誠。
4. 誦咒時，聲不出唇。

南海觀音神針療疾術

南海觀音神針療疾術原名爲南海觀音神針咒，是一種爲己爲人治病的方術。

一、咒語（口授）

二、手印

無名指扣壓中指，示（食）指壓無名指，大拇指指尖與小指、示（食）指指尖捏合。

三、用法

首先溝通超常能量和信息。呈恭敬態，雙手合十於胸前，叩齒三通，報姓名、密碼，敬請根本上師及歷代祖師大加持。然後在默念咒語的同時手印指向病處（阿是穴），最好指向相應穴位。

遙感診病（探病）術

遙感診病是指相隔一定的距離，進行測探患者身體情況的一種特殊方法，即不問患者病情，不接觸患者身體，不切脈，通過遙感信息和特殊的方法來進行診斷。

這種功能需要一定的功底和特殊的方法。以前受傳統觀念的影響，這些方法密不外傳，非直傳弟子是無法得到的。氣功門派很多，都有自己一套特殊的功法，有很多功法也有遙感診斷術。

一、信息反饋診斷法（近距離體感診斷）

每個人都具有信息密碼，各有各的磁場信息，通過氣功鍛鍊後，均能發揮和調動信息的傳感功能。

當人處於氣功態時，信息的特異功能就可以開始工作，發揮它的傳播遙感功能，達到信息反饋的目的。也就是磁場間進行相互磁化，達到信息共振。

關於磁場信息與測病的關係，人們大都熟悉心電圖、腦電圖等精密儀器，患者的某器官是否有病灶可反映在儀器功熒光屏上。而氣功進行測病時，氣功術者自己釋放信息，然後得到反饋，知道對方有什麼病症，也叫做磁化反應和信息感應。

術者和患者同在一環境中，沒有其他磁場的干擾，術者處於氣功態，患者自然放鬆，這時兩人的磁場結合在一起。

兩人的磁場信息互相轉化，如果此時患者什麼部位有病，術者在自己身上相應部位就可以反映出來，這就叫近距離條件反射。

二、超距離遙感診斷法

每個人都有「場」，而這個場是絕對不一樣的，就像每個人的指紋不同一樣。說出一個人的名字或者這個人打個電話，或寫一個字，或對他了解的人替他寫個名字、性別，總之，能得到他一點信息，這就如同收音機調到了它的那個特殊波段，就能說出他的身體情況。

這種功能隨著功力的大小而異，就像電視發射台的功率小，它的信息傳播距離就近，電視機接收的效果就差，功率與效果是成正比的。

遙感診斷是通過手傳遞接收信號的。《陰陽經》說「宇宙存乎手」，即指練功人通過手可以把握大千世界。

手與全身經絡有著密切關係，可直接反映到大腦，是人體的主要組成部份，也必然帶有人體各部分神經反射的信號。

俗話說：「十指連心」，就好像電腦終端的顯示屏一樣。在這裡，人的臟腑信息按八卦的規律錯綜複雜的排列著，有如一幅小地圖。人體各個部位在手上都有特定區。通過手，可以遙感診斷，與超距離發功治病的道理是一樣的，都不外乎是生物信息傳遞，

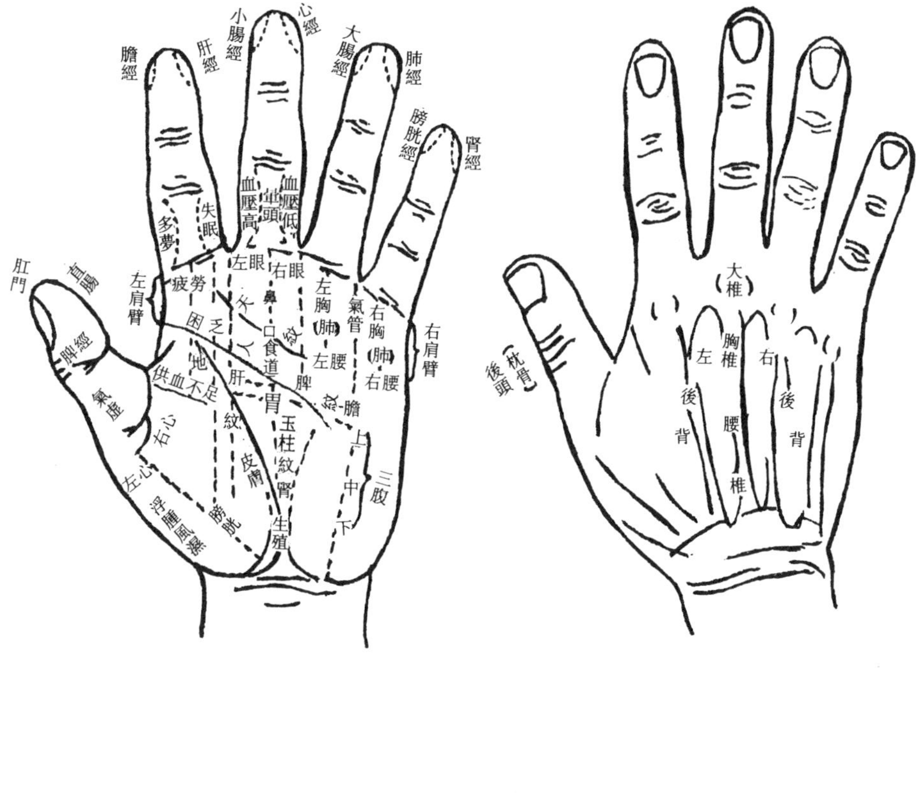
膽經
肝經
小腸經
心經
大腸經
肺經
膀胱經
腎經
血壓高
出頭
血壓低
多夢
失眠
肛門
直腸
左肩臂
疲勞
左眼
右眼
左胸
(肺)
氣管
右胸
(肺)
右肩臂
脾經
困乏
天
鼻
紋
人
口食道
左腰
右腰
地
肝
胃
脾
供血不足
氣虛
紋
膽
右心
玉柱紋
上
中
下
三腹
皮膚
臂
左心
浮腫風濕
膀胱
生殖
大椎
枕骨
後頭
胸椎
左
右
後背
腰椎

圖 7　如意手遙診圖

使發放的信息與接收的信息產生共振。

關於手的選擇，可遵循傳統男左女右的規定，被測者是男性意念放在左手上；女性，意念放在右手上。手上哪個點有反應，如痲、脹、跳動、針刺等，就證明這個點所代表的病灶信息反應感覺，根據不同反應的判斷病情的輕重，參看圖7。

少兒開智法

少兒開智法是中國少林禪密功系列功法之一。

少兒開智法由觀光、誦咒、起氣、通脈、點穴、灌頂等秘法組成，法簡效捷。實踐證明，少兒開智法能夠提高兒童和青少年的身心健康水平，開發智力，激發潛能，全面提高他們的身心素質，還可有效地防治一些少兒常見病，如偏食、厭食、發育不良、體質衰弱、抵抗力低下、失眠、多夢等症，並且有助於克服兒童易患的任性、急躁、多動等毛病。

開智、激能，可使學生記憶功能改善，在記憶的敏捷性、準確性及記憶廣度等多方面得到提高，從而提高學習成績。

本法首重培德，使少兒從小就樹立起道德意識，培養文明觀念，使他們從小就具備誠實、坦蕩、正直、善良、大公無私等美德。

此法，暫無文字傳承，只進行面對面的上師口授心傳。

少林禪密功功德標準

遵守政府法令，執行政策規定。
遵循科學規律，反對封建迷信。
尊老愛幼垂範，團結同道互愛。
力戒驕傲自滿，嚴禁酗酒淫亂。
不得狂言妄行，不得陽奉陰違。
不要沽名釣譽，不得欺世盜名。
勇於懲惡揚善，竭力扶危濟貧。
不得欺師滅祖，牢記謙虛謹慎。

少林禪密功公約和守則

一、氣功師座右銘

你們是公民，人民需要你們，你們要誠心敬業。

二、氣功師公約

1.全心全意服務人民，完全徹底，任勞任怨。
2.不貪不奢，不計報酬，勤勞節儉，施教育人。
3.言行一致，功德兼備，言傳身教，功德齊全。
4.端正學風，愛護學員，目的明確，教導有方。
5.分清優劣，因人施教，優勝劣汰，注重實踐。
6.循循善誘，痛除惡徒，清理門戶，純潔功界。
7.深入淺出，分段教學，發掘人才，全力培養。

8.教育學員，一絲不苟，從嚴要求，貫徹始終。
9.精通本法，旁通博達，削平山頭，團結共進。
10.接受教訓，總結經驗，著書立說，傳播眞功。

三、學員守則

1.熱愛國家，熱愛科學，熱愛勞動，熱愛人民，以振興中華和加快中國四個現代化爲己任。
2.全心全意服務人民。五講四美，身體力行。精神文明，注重實踐。
3.嚴於律己，寬以待人，尊敬師父，團結同學。人際關係，寬鬆祥和。集中精力，排除干擾。
4.虛心學習，聽從教導，博學多問，努力鑽研，注重效果，加強實踐，深化功夫，精進不休。

附錄一：功效體證

例1：

經過兩天學習，使我親身體會到少林禪密功的功法威力無窮。雖然學習時間短，但是對於我來說，獲益匪淺。

一九九四年一月份，我的心臟病突然加重，心衰不能活動，需要做手術，押金五萬元。巨大的經濟壓力幾乎使我失去了理智，我絕望了。就在這時我得到一個消息，說齊大師三月份在天津辦班，由大師親自發功，親自灌頂，這對我來說眞是雪中送炭。第二天，在報名處我的心情非常激動，多麼盼望大師能親自給我調理一下。

萬萬沒想到，僅僅兩天的課，奇跡眞的出現了，平時不能活動的我，十八日早晨竟然從西站坐十路公共汽車氣回家了，而且還走了很長一段路，一進門我愛人大吃一驚，問我怎麼回來的，我說自己回來的。然後問我感覺怎樣，我說特別好，她連聲說眞是奇跡，看來要省幾萬塊錢了。

千言萬語，萬語千言，難以表達我的心情。總之，這一切都是大師給的，是大師把我從一個病的世界解救出來。

感謝大師！

王世平

例2：

我們的老母果學敏，七十七歲。一個月前突然咳嗽不斷，而且多痰，渾身感到不適。我們送她到醫院胸透，肺部有陰影，建議先消炎。通過幾天的輸液打針，病情並沒有好轉，反而日漸消瘦，口中無味，食慾不振。我們又到腫瘤醫院，找一位老專家診斷，建議作氣管鏡檢查。當時，我們姊弟幾人心裡都已明白：母親得的可能是「不治之症」，即便作了氣管鏡檢查又能怎麼樣？再說老人年邁體弱，恐怕經受不了氣管鏡檢查。結果沒按老專家的意見去檢查。母親的病情日見加重，全家人終日以淚洗面，陷入絕望之中。

後來，經齊飛龍大師的弟子呂安信介紹，我們又送母親到飛龍公司齊大師處就診。

當時，母親是由我們攙扶著邁進公司屋門的。和藹可親的齊大師調動內功，發覺我母親血壓很高，便施功把血壓降到正常，又用八卦神針療法行針，母親感到無比的輕鬆舒暢。回到家裡，母親竟奇跡般地能自己登上三樓。

吃飯時，多日口中無味的感覺也消失了。自此以後一切感覺良好，咳嗽停止，痰液漸少，精神氣色也大好，同前一時期相比，判若兩人。我們深感欣慰，一致盛讚這是齊大師的功力和精心治療的結果。

一週後，我們陪母親再去醫院拍片檢查，奇跡出現了，肺部陰影完全消失了。大夫感到驚訝，我們全家更是驚喜萬分。齊大師不愧是妙手回春、手到病除的高超氣功醫療師，功德無量。

我們準備做一面錦旗，寫上「飛龍在天，活佛現世」八個字，送給齊大師，感謝他的大恩大德。

諸淑英姐弟七人

例3：

我父親譚發貴今年七十四歲。五月份因寫紀念紅軍長征六十週年的回憶錄勞累過度，心臟病復發，周身不適，住院治療。在進行全面檢查時，發現右腎有八・一公分×八・一公分腫物，經多次檢查、會診，確定右腎占位性病變。

齊飛龍大師，用八卦口內神針，第一次治療就有一種清氣上升、濁氣下降的感覺，心臟好像開了一扇窗，雙腿就像注入了許多能量，到百貨大樓逛商場也沒有疲勞感覺，以後也覺得心氣特別好。B超復查，腫物縮小至八・一公分×六・二公分，以後又進行了第二次治療。

齊大師兩次治療給以後手術治療奠定了基礎，使衆多的人難以理解：如此年齡，如此體質，如此病症，如此手術……恢復得又如此快，連主治大夫都感覺不可思議：二十多年的心臟病病人，手術前未服一片藥；術中的麻醉關、手術關和出血關都順利通過；手術後僅輸液四天。由此可見，奇人奇功的奧秘和靈性之所在，我代表全家感謝齊大師的功德。

飛龍在天顯神通，華佗在世度衆生；
神奇口針祛病邪，感謝大師齊飛龍。

譚慧芝

例4：

我今年四月體檢發現膽囊結石，分別爲○．七公分和○．六公分。喝了不少湯藥，B超復查結石依存。

偶然結識了齊飛龍大師，大師一見面就說：「你膽囊裡有兩塊結石。」我請求大師幫我祛病，大師讓我兩手各握一枚塗抹過香油的光滑圓石，兩腿呈騎馬勢，面壁十五分鐘，大師運氣到掌，在我兩肩狠狠一拍，隨著一聲猛吼，手裡的石頭掉到地上，碎成幾塊。轉天，作了兩次B超均證明僅剩一粒○．七公分的結石。我打算過幾天再請大師徹底根治。感謝大師神功，造福衆生。

劉國良

例5：

六年疾病纏身，內分泌紊亂，頸椎增生導致腦缺血，引起頭暈、耳鳴，經大小醫院和民間偏方治療都不見好轉。各種氣功我也練了，也不太見效。後來報紙介紹齊飛龍大師能調理疑難病，我就報名上了少林禪密功學習班，通過三天學習、練功，病情大有好轉。我又買了八卦信息墊每天堅持坐墊練功。有一次我把墊子枕在脖子底下睡了一夜，眞奇，六年沒停的耳鳴不鳴了，頭暈、頭痛也好了，聽力也比原來好。我從心裡感謝齊大師，我要繼續練功。

趙長鈺

例6：

我叫周添毅，家住和平區瀋陽道2號。兩年前不知什麼原因，突然我走路一跌一跌的腳心痛，後來越來越厲害，發展到右腿比左腿長了，甚至連腿都不能盤。父母領我去了很多醫院，又是拍片又是做CT，說法不一，花了好多錢也沒看出結果，父母整天著急。後來爸爸領我找齊大師治療。經齊大師發功治療四次我就可以盤腿了，經過十八次治療，我的腿基本上痊癒了，我們全家非常感動。

齊大師和藹可親，從來不計較報酬，在經濟上給以優惠。是齊大師重新給了我健康，千言萬語表達不盡對大師的感謝之情。

周添毅

例7：

我老伴兒肩背疼痛。我學「少林禪密功」後，決定用「南海觀音神針咒」給她醫治。先與上師溝通信息，默念十分鐘後，老伴兒就感到輕鬆多了，至今未再疼痛，神針咒眞神。

我要感謝齊大師給我老伴兒帶來了好身體。我要繼續刻苦學習少林禪密功。

李玉祥

例8：

我兒子今年七週歲，活潑可愛，討人喜歡。二月十七日我正在做晚飯，孩子在外邊玩耍，手裡拿著木棍不小心打在另一男孩的嘴上，當時血流不止。我心裡發慌，急送本村醫院，醫生不在；租車到十八局醫院，也沒醫生，又到了二附屬醫院看急診。當時血流不止，醫生很著急，沒辦法縫合。這時我想用止血咒先止血，再讓醫生縫合。我按學到的方法心理默念止血咒，沒幾分鐘血果眞止住了，醫生給縫合了八針。

我眞心感謝齊飛龍大師！感謝少林禪密功！

李風蘭

例9：

我在四十二中學讀初三，家住河西區水南里十六棟。平時，因作業多又是重點校，每天的作業和複習都要到半夜一點多。經過智力開發班的學習，智商和學習效率明顯提高，整天有使不完的勁，也不困不累，能集中精力地學習。每晚十一點就把所有的作業和復習完成了，記憶力強了。以前食慾差，經大師灌頂後，食慾大增，精神也更好了。

趙絢

例10：

以前我學習記得慢，忘得快，每次期末考試前，歷史、地理、生物三門課都要出大量的提綱，少則五六篇，多則十幾篇。我十分忧頭，要用很長時間才能背下來，卻過不了多長時間就忘了，考試成績自然不太好。

通過初、中級智力開發班學習，受益匪淺，好像換了一個腦子。學習效率提高了，考試成績也有了明顯提高。參加高級班，頭一天就發現智商又有提高。外語課上老師領讀幾遍新課文後，要求同學回家背，我很輕鬆地背下來了。

趙琦

例11：

參加智力開發高級班後，收穫很大。在地理課堂上，老師讓背十六個地名，我很快就背會了，並在黑板上默寫正確，其他兩位同學只寫出五六個地名。

三天後地理課小測驗，在事先沒有複習這道題的情況下仍然記憶猶新，順利地寫出答案並全都正確，說明我背得快，記得牢。通過練功，我能集中精力認眞聽講，理解能力較以前有明顯提高。

馬默卿

例12：

我今年十四歲，經齊大師灌頂後，精氣神大增，力氣也增加了，寫作業也輕鬆多了。以前背一篇英語課文或一道政治題需要很長時間，並且記不清，可是現在很容易就背下來了，背得快記得牢。我深深地感受到參加「少兒智力開發班」眞是太好了，太幸運了，收穫實在是太大了。

王　鵬

例13：

以前，我的考試成績一直不理想，都在三十～四十分。自從上了少林禪密功少兒智力開發班的高級班後，經過齊飛龍大師親自給我灌頂，學習成績有了明顯的提高。現在考試成績最低是九十二分，其餘都是九十五分以上或者是一百分。我要好好地練功，不辜負家長和大師對我的期望。

韓巨鵬

例14：

經過智力開發初級班的學習後，我就覺得自己的腦子比以前靈活多了，上課也能長時間集中精力聽講，考試成績不斷提高。期末考試我的名次比期中提前了十名。

中級班也開課兩天了，我覺得腦子比以前更靈活，反應更靈敏，而且出現透視功能，這都是大師給我的功力。今後我要更刻苦地練功，爭取有更大的發展。

霍宏媛

例15：

通過上少兒智力開發班後，我的學習由不好變好了，膽子也變大了。平常我總得病，一病就是好幾天，現在我一練功病就好了。通過智力開發，我的學習成績比以前提高了將近二十分。最近這次考試全班只有我一個人三門功課都在九十分以上。

王寶成

例16：

通過在智力開發班的學習我懂得了很多。以前每次考試代數都不及格，現在成績提高到了八十七分；提高了對文章的分析能力，感覺外語單詞非常容易背，政治題背著也不像以前那麽費勁兒，學習感覺非常輕鬆，心情愉快，這才眞正體會到了禪密功的妙處所在。我感覺練功不但能提高智力，而且爲以後做了一個很好的鋪墊。我懂得了哪些事該做，什麽不該做。過去因爲我學習成績不佳，自己也曾苦惱，父母也經常爲我操心著急，現在他們對我在各方面的提高，都非常高興。

今後，我要堅持不懈地練功，勤奮學習，爭取用最好的成績來報答師父。

步璞峰

例17：

初級班使我得到了不少知識。第一，我懂得了學功先學德的深刻含義；第二，懂得了德是衡量一個人的第一把尺子和什麼是德以及德的重要性；第三，學習的目的是要超過別人，要幫助別人；第四，了解到了不要以小善而不爲，不要以小惡而爲之；第五，我變得有耐心，急躁的脾氣有了很大的轉變；第六，背課文和背單詞的記憶力強了，智力也提高了。我有決心，要好好學習，爭取考上重點高中。

楊　豔

例18：

我的孩子孫琦是初中一年級的學生，在上學期參加了少林禪密功少兒智力提高班後，學習有明顯提高，以上學期爲例，平時語文六十七分，代數八十六分，外語九十四分，期末爲語文八十分，代數九十四分，外語九十七分，呈逐漸上升趨勢。

靳淑英

例19：

我跟大師學功後，智力明顯提高。大師給我灌頂，我能夠看見常人看不見的東西。我學習高級班後，學什麼都比別人容易些。現在我能利用齊大師教的方法測別人還不知道的事情。比如說給人測病，有一個人有點不舒服，我一練功就能看見這個人哪兒有病，並及時告訴他，讓他早些治。有一天，天特別熱。我的朋友說買個西瓜解解渴。我們來到一個瓜攤，儘管賣瓜人說瓜怎麼好，但我用功看出這個西瓜是生的，結果打開一看，這個瓜果然是生的。從這些方面可以看出大師的功力高超，他教給我們神功，造福人類，我要好好尊敬老師，努力學習。

董　亮

例20：

六年來疾病纏身，內分泌紊亂，頸椎增生導致腦缺血，引起頭暈、耳鳴，經大小醫院和民間各種偏方治療都不見好轉。各種氣功我也練了，也不太明顯。後來看到報紙介紹齊飛龍大師能治療疑難病，我就報名參加了齊大師的少林禪密功學習班，通過三天學習、練功，身體有好轉。我又買了藥物八卦墊每天堅持練功，有一次我把墊子枕在脖子底下睡了一夜，眞奇，六年沒停的耳鳴似乎不鳴了，頭暈、頭痛也好了，聽力也比原來好。我從心裡感謝齊大師，我要繼續上學、練功，齊大師辦的少林禪密功威力眞大。

趙長鈺

例21：

在我買齊飛龍八卦養生藥物坐墊以前，曾聽到許多學員在坐墊上練功時奇異的感覺和特殊的功效。有的學員朦朧間看到齊大師在頭頂下伽持；有的則感到一股股很強的信息流從高空緩緩地順頭頂流入體內；有的則在坐墊上打坐幾個小時而不知疲倦。

今年七月，我有幸也買了一個八卦藥物養生坐墊，平時我在坐墊上練功感覺入靜非常快，座墊彷彿是一個能量巨大的熱源，自下而上時時散發一股熱氣，渾身暖融融的非常舒服，坐在坐墊上幾個小時就如同瞬間一晃而過。特別是一次練功時，突然一個藍帶順中脈從頭頂飛去，好像我也隨這條藍帶飛向天中。……還有一次夜裡練功，曚矓間一個身體發黃（好像沒穿衣服）發亮的人突然坐在了我身邊對我說：「四點四十五分了」，因爲我每天四點四十五分左右起床，所以這個鐘點特別敏感，聽到此話不覺一驚，打開燈一看錶，此時正是四點四十五分，一分不差。

自從我用坐墊練功以後，自覺功力增長許多，我體驗到了飛龍八卦墊的神奇，總是讚嘆：「齊大師功夫好，發明的坐墊更好，坐墊是我們長功強身的法寶。」

楊喜明

例22：

我住紅橋區北大關竹竿巷。五年前患卵巢畸胎瘤，經醫院手術後月經量多，並有血塊及痛經，造成嚴重的貧血。經每天使用八卦養生藥物坐墊，逐漸地增加了免疫力，精神及氣色比以前大有好轉，病症減輕了許多，至目前已恢復正常，齊飛龍大師研製的八卦養生藥物坐墊，給我去掉疾病，擺脫了痛苦的折磨，至今我每天堅持坐坐墊。天氣冷了，感覺很溫暖，一股熱的感覺直往上竄，此坐墊是患者的福音，我感謝齊飛龍大師。

張明躍

例23：

買來保健坐墊，雙腿盤坐，立即感到有股溫熱的氣流從下往上傳遍全身，感到非常舒適，妙不可言。外痔也在三天之內消失了，原來腸胃有不舒服的感覺，在使用保健坐墊後，腸胃也好了，體質比以前大有提高，工作中精力充沛，有使不完的勁，自我感覺好像比以前年輕許多。原來夏天特別愛出汗，總是大汗淋淋，現在就沒有這種現象了，身體一切都恢復了正常，勁頭也足了，全身感到有勁，吃飯也特別香，消化系統良好。比吃藥看病還要好得快。以上就是我使用養生保健坐墊的切身體會。

劉永恆

例24：

我感覺坐在八卦藥物養生墊上練功，信息溝通的特別快，而且全身有麻、熱感，很舒服，大長功力。過去我也練過別的氣功，但都沒有大師親自三次灌頂。現在又有大師親自伽持的坐座練功，我的身體比過去好多了，感到比年輕時精力還要充沛。

我雖然五十四歲了，上有八旬老母，下有兒女，家務負擔不輕，還要在外補差，要各處跑。如果不練功就沒有這麼大精神的。我衷心感謝齊大師傳授這樣好的功法，給我們親自伽持這麼珍貴的信息坐墊。

于紅

例25：

我是某報社副社長，家住河東區大直沽後台積善里，我母親八十八歲，患有坐骨神經痛、腰腿痛、高血壓等多種慢性病，多年來四處投醫問藥，均收效甚微。後經人介紹，購買了一個飛龍藥物養生墊，沒想到，使用一週後，老母親的坐骨神經、腰腿痛的症狀已消失；繼續使用一個月後，高血壓等慢性病也不治而癒。

患者　王高氏

附錄二：

打「假」保「眞」，促進氣功事業健康發展

近幾年，一些宣揚迷信愚昧的僞氣功在社會上氾濫，而某些人在抨擊和批判人體生命科學領域存在的假僞現象的同時又欲全盤否定氣功科學，造成一定的混亂。現以「『打假』保『眞』促進功氣事業健康發展」爲題，談談我們對當前氣功界形勢、加強氣功管理和正常發展學術討論問題的意見。

一、當前氣功界形勢很好的五條標誌

第一，廣大群衆的參考。據不完全統計，全國經常練功者已超過六千萬人，而且在與日俱增。

第二，氣功科學研究工作逐漸深化。在一些科學家參與帶動下，運用現代多學科手段，進行了大量科學實驗，在醫療、體育方面取得了一批可喜的科研成果，在教育、工

業、農業方面也進行了有益探索。

第三，氣功科研組織已在全國形成網路。氣功事業越來越引起各級黨政領導的重視，氣功活動正在納入規範化、法制化、科學化的軌道。

第四，氣功科研人員與氣功實踐家相結合，一支懂功理、明功法、會實踐的氣功科研隊伍不斷壯大。

第五，中國氣功科學已走向世界，海外已有九十多個國家和地區建立了氣功科研組織，氣功科學的學術交流日趨活躍，成爲我國對外文化交流的一個組成部分。

二、氣功界假冒僞劣的五種表現形式

一是無限誇大功法的醫療效果。胡謅其功法能包治百病，大吹大擂，「最佳」「最優」滿天飛。

二是無限誇大個人的氣功能力。自我吹噓無所不能，以小術表演蒙蔽和欺騙群衆。

三是任意僞造個人練功史。不符事實地宣稱功法源於某某「老祖」、某某「大仙」、由某某「高人」傳授……冠以某某派代傳人。

四是胡亂編造功法。只學了很短時間的氣功，尚缺乏必要的氣功修養和基本知識，就閉門造車地編造「功法」，拼湊體系，披上「歷史悠久」或「當代精品」的偽裝，隨意推廣。

五是自造頭銜。未經有關部門測試、評定和批准，隨意冠以「大師」「國際大師」「宇宙大師」等等。

三、當前氣功活動應注意的五個問題

一是處理弘揚中國傳統優秀的氣功文化和摒棄其封建迷信糟粕的關係。氣功是一種文化現象，蘊含博大精深的基本內核，但由於歷史原因，其中也摻雜著封建迷信的糟粕。如何科學地、辯證地對待氣功文化，關係到能不能弘揚祖國傳統優秀氣功文化、使之發揚光大的問題。當前要注意兩種傾向：一種是虛無主義的態度，即一概排斥、不承認氣功現象，認爲氣功現象都是「僞科學」、「假科學」，都是雞鳴狗盜之類的雕蟲小技，把氣功的科學成分和合理內核也否定抹煞了。另一種是全盤拿來主義的態度，不加分析地全盤繼承下來，連其中的封建迷信色彩和唯心主義的東西也一起接受下來。這兩種傾向對於氣功事業健康有序的發展都是有百害而無一利的。我們應保持酒醒的頭腦，在氣功活動中，要堅持以科學思想宣傳氣功，以科學態度普及氣功，以科學的氣功知識武裝群衆，以正確的氣功理論引導群衆。理直氣壯地站在宣傳科學氣功、識別僞科學、假科學「氣功」的前例。

二是處理好氣功界的治理與安定團結的關係。當前氣功界存在「三亂」：一是氣功組織亂；二是氣功市場亂；三是管理亂。三亂歸根到底是管理亂，沒有形成在黨政統一領導下的管理體制，從而造成政出多門，虛假氾濫，魚目混珠，成爲影響一些地方安定團結的不穩定因素，應該對其進行綜合治理整頓。氣功科學研究組織應努力協助政府搞好氣功界的管理，當好黨和政府發展氣功事業的參謀和助手。

三是處理好群衆性氣功普及活動與開展多學科的學術研究活動的關係。當前氣功界的科學研究和學術探討活動比較薄弱，對一些有價值的氣功成果從科學理論角度闡釋不夠，對一些氣功現象只知其然不知其所以然，氣功普及活動缺乏足夠的科學理論依據作爲支撑，氣功科學尚處於唯象科學階段，易於被虛假氣功鑽空子。氣功活動應遵循普及基礎上的提高、提高指導下的普及、提高與普及相結合的原則。吸收多學科的專家學者參加，運用現代科學理論和技術手段，揭示氣功奧秘和深刻內涵。

四是處理好開展氣功事業有償服務與把氣功活動商品化的關係。當前，各級氣功組織開展各項氣功活動，在突出社會效益的前提下實行有償服務，是氣功事業賴以生存和發展的物質基礎，是合情合理的。但絕不能把氣功活動當做商品對待，反對利用氣功不擇手段、不顧社會影響地暴斂錢財，兜售未經驗證的「氣功產品」。

五是處理好發展氣功科學和批判虛假氣功的關係。氣功是中國傳統文化的瑰寶，從五〇年代提出氣功療法到今天的氣功運動，表明它內涵著生命力和科學精神，所以人們需要它，正在科學地研究它。我們要以科學的態度看待氣功，把氣功當做一項事業發展。批判氣功活動中的假冒僞劣現象，揭露批判氣功界中的醜惡現象，要立足於整頓和加強管理，立足於促使氣功事業的發展。批判與整頓的目的是爲了消除錯誤的東西，批什麼、整什麼要明確，不能因爲氣功裡有騙子、有封建迷信思想、有反動幫派，就把整個氣功、氣功科學中神奇的東西都否掉，這樣搞就等於把嬰兒和洗澡水一齊潑掉了。相信通過整頓，必將促進氣功事業健康迅速地發展，使氣功事業爲建設具有中國特色的社會主義做出它應有的貢獻。

四、對氣功爭論的五個主要觀點

1.把批判作爲動力。科學是不斷發展的，在科學發展的艱辛探索中，有人支持，有人反對，歷來如此，不足爲怪。氣功科學、人體生命科學事業經過艱苦的努力和研究探索，經過不停的論戰，必將更加規範，也會有更大的突破。

2.特異功能是一種特殊的人體現象。對於人體特異功能現象，從古代到現代，從中國到外國，都有記載和研究，並且伴隨著分歧和爭論。某些特異功能已經被不少大專院校和科研單位，多年的科學實驗證明是客觀存在的事實。

3.外氣的客觀存在與作用，早已爲現代科學測試手段所證實。外氣對患病幼兒及對語言不通的外國人患者的治療效應、外氣對小鼠等動物的實驗效應，絕非是心理暗示的結果。

4.對氣功的批判應遵循學術爭鳴的原則。應該擺事實，講道理，不應採取「學閥」式的一棍子打死的方法。對任何一門學科，隨意加上「僞科學」的稱謂是不妥的。氣功界整頓批判應該是去僞存眞。不去僞是不科學的，不存眞也是不科學的。

5.用科研成果說話。應加強嚴格的科學試驗和研究。在研究中堅持傳統文化與現代科學的互補性和一致性。一方面對傳統理論、傳統方法整理和發掘，尋求有益於現代氣功更快健康發展之路的武器；一方面用現代科學的知識、手段和方法，對氣功現象進行確認，拓寬應用實驗，研究探求其機理。

附錄三：

齊飛龍老師應邀出席首屆全國全民健身氣功養生交流大會

首屆全國全民健身氣功養生交流大會，於一九九六年十二月三十至一九九七年一月三日，在河北省石家莊市隆重舉行。這屆大會是有史以來首次由政府主管部門舉辦的大型健身氣功活動，是貫徹落實中共中央宣傳部、國家體委、衛生部等七部委局《關於加強社會氣功管理的通知》的重要舉措。

對加強社會氣功的管理，把氣功活動的發展納入法制化、規範化、科學化軌道，更好地服務於人民大衆的身心健康，進一步推動《全民健身計劃綱要》的全面實施等方面都具有重要意義，是氣功發展進程中的一個里程碑。

齊飛龍老師以中國少林禪密功創立人和天津飛龍養生康復學校校長的身份，作爲大會正式代表出席了大會。中國少林禪密功被列爲優選健身氣功，齊老師在大會上做了功法演示，受到氣功界各級領導、與會者的熱烈歡迎和矚目，獲得了「全民健身」「科學養生」兩塊紀念金牌。大會期間，齊老師受到各級領導的親切接見和款待。國家體委副主任劉吉等爲齊老師題詞。

爭先恐後求大師

大會期間，由會務組搞了一個養生保健品博覽會，天津飛龍有限公司租了一個攤位展示和出售保健品。齊老師在開會過程中抽空來到攤位，爲排隊選購保健品的顧客演示了氣功特醫調理身體，他的高超醫術和立竿見影的效果，引起了轟動，人們爲他的高深功夫所折服，每日都有許多人求他診治疾病。

養生保健品搶購一空

爲此次博覽會帶去的一批飛龍八卦信息坐墊、藥物乾坤墊、靠背墊、藥枕等系列信息養生保健產品，沒等大會開完，就被搶購一空。一對來自太原的夫婦爲買一個坐墊，足足等了多半天，連中午飯都沒吃。不少人交款預購。

爲之嘆服

齊老師在大會期間住河北賓館一八一八房間，人們得知齊老師具有非凡的生命預測功能，紛紛找齊老師預測，每天不得休息。返津前，還有一位住在一八〇七房間，來自南京的經理請齊老師爲他預測婚姻。他與齊老師素不相識，由於齊老師對他的婚姻、隱私揭示無遺，他爲之嘆服，執意請齊老師去吃飯。

六旬老者叩頭認師

大會期間，不少人都想拜齊飛龍爲師，一位原在中央電台工作、年近六旬的黃同志，本身也是氣功師，天不亮就去齊老師住處求見。由於齊老師判斷、診病準確，他一再請求齊老師收其爲弟子，虔誠地叩頭認師。

飯桌上特異內功演示

人所共知，齊飛龍老師具有多種特異功能，內功功底深厚。在河北省旅遊局招待齊老師的酒宴上，齊老師演示了意念擰鋼叉和單手吸起盛滿酒的酒瓶。在河北省教委齊續春副主任爲他設的酒宴上，表演了意念刮痧和呑吃瓷片。他的成功演示令在座者無不吃驚與讚嘆。

附錄四：飛龍養生文化山莊藍圖簡介

博大精深的中國醫學、易學、氣功是中國哲學與養生的化一，是人類精神文明的最高境界，淵遠流長，影響深廣，至今仍以其獨特體系及非凡功用屹立於世界民族文化之林。爲了繼承和發揚中華民族氣功、醫療、健身、養生的精華，弘揚五千年的華夏傳統文化，在改革開放日益發展的今天，越來越多的國內外有識之士，希望了解、學習中國傳統的養生保健之道。

爲滿足廣大海內外友人的願望，齊飛龍（法號釋德龍）先生提出籌建「飛龍養生文化山莊」的宏偉規劃。該規劃得到天津飛龍有限公司及日中企業家交流協會會長靳曉龍先生的支持與合作，並已著手設計藍圖。

飛龍養生文化山莊將是一家具有國際水平的中外合資企業實體，有獨立法人地位，有人事、經營、財務等方面的自主權。其外資部分以外匯方式投入合作，其技術、場地、設備等方面，則以入股方式投入合作。

「山莊」將分別坐落在天津薊縣旅遊開發區、懷柔雁棲湖、延慶龍慶峽、平谷金海湖旅遊勝地、嵩山少林寺和其他依山傍水待選的風水寶地。首座薊縣「山莊」計劃占地面積約一千二百畝，其中文化中心區占地二百五十畝。「山莊」具有全方位、多功能的業務服務能力，它將融科學性、知識性、藝術性和娛樂性爲一體。其具體業務包括醫療保健、觀光旅遊、藝術欣賞、文化娛樂、教學傳功、學術交流及預測諮詢等方面。整個「山莊」既是一個綜合性的文化實體，也是一個高雅而又理想的休養、娛樂和學習勝地。

「山莊」的建設，將是當今社會福利事業中的一項善舉，更是當今世界醫療保健和文化交流事業中的一大壯舉。

飛龍養生文化山莊的建築，主要由以下十二個部分組成：

一、歷史藝術迴廊：以中國歷史大事爲綱，通過壁畫、碑刻、文字和圖片等形式，展示中華民族傳統精神與品質，反映歷代英傑人物的光輝業績，以加強國內外華人的愛國意識，振奮國人積極向上的精神。

二、宗教文化殿堂與長廊：開設佛教、道教與儒教三大殿，並附以長廊，塑三教主要代表之形象（其中佛教代表包括國內外各處大佛與高僧），文字註明三教的思想、事跡，陳列其主要經典，並以壁畫等形式展列三教的故事傳說。另設高僧館，以備僧侶歇息和修煉。開素齋館，以供習慣素餐和願意品嚐素餐者隨時惠顧，並達到特殊保健之目的。開預測館，以利人們求問吉凶禍福、預測事業成敗以及起名立號之需要。

三、養生保健樓：將五行八卦九宮方位和天干地支、河圖洛書、南斗六郎、北斗七星等奇門易理的原則，綜合運用到建築之中。由天津飛龍養生康復學校齊飛龍校長親自授功，更廣集各方名醫奇士，按傳統中醫、氣功、導引吐納以及藥膳等方式，爲人們調理身心，治療各種疑難病症，以達到強身健體之目的。

四、文學藝術宮：以中國文學藝術史爲序，蠟塑歷代著名文學藝術家的形象，或將形象圖於壁上，文字介紹其主要事跡及代表作。分文學、戲劇（包括歌舞、音樂以及影視等）、繪畫、書法、雕塑等展室。亦可考慮建歷代書法之碑林。

五、民俗文化宮：以圖片、繪畫及文字說明等形式介紹華夏古國各民族之民俗文化，涉及民間風俗習慣、宗教信仰、衣食住行、婚喪嫁娶以及壽誕、生子等傳統儀式之類。

六、文化書館：融商業服務、文化活動及培訓學員爲一體，既有各種書刊展售廳、閱覽廳，又舉辦各種文化活動（諸如猜謎語、對對聯、朗誦詩文、專題演講、書畫表演以及讀書隨感和定題徵文比賽等），同時兼顧各種短期文化培訓活動（包括怎樣猜謎語、怎樣寫對聯及詩歌習作、書畫入門、外語培訓等）。

七、文藝茶樓：兼備商品銷售和文化娛樂之性質。其一廳設茶座，既銷售純茶和飲料、食品，又銷售加入保健神露的保健茶水和其他飲料、食品。另一廳以圖文形式簡介中國茶文化（包括種茶、採茶、製茶、飲茶、以及有關茶的詩文趣話）。兩廳均可定時添加各種文藝活動（包括品茶日會、晚會，伴以歌舞、曲藝、音樂乃至戲劇欣賞等）。表演者既可是專業人員，也可是賓客。另外，還可根據時令季節特點安排賞花茶會、賞月茶會，以及開設商貿洽談及其他小型聚會等雅座。

八、中心塔樓、牌坊、牌樓和排樓；反映中國古典建築、易經八卦太極和傳統風水學的風格與特色，爲人們提供習練琴、棋、書、畫與健身養生、度假休養、醫療保健之場所，以期達到增智益壽、激發潛能之目的。

九、北斗星塔樓：與北斗星相對，以採集宇宙物理磁場，提供大自然的能量，爲習練中國易學、中醫氣功創造優良之環境。

十、太極宮：以獨特的「天人合一」文化、哲理觀念爲目標，將中華文化的精髓，巧妙地構置在建築群中。建築群包括天宮、地宮、人和宮、太陽宮、月亮宮、星星宮、逍遙宮、行宮和九宮。

十一、舍利塔：將安放國內一位佛教法師的舍利子。

十二、賓館：附設餐廳、浴室等。

飛龍養生文化山莊竣工後，將全方位向社會各界開放，尤其歡迎國內外高層人士，包括政界、科學界、文化界名流及國際性企業家、旅遊家，以及其他事業家和明星們隨時光顧。「山莊」將以自己所獨具的新、奇、特、異、高、雅、超、卓、靈、信、德、富之特色，獲得國內外各界人士的首肯與讚揚。將在國內外各界激起轟動性的嚮往或留念之情。在諸多的超常社會效應之中，也必然地會取得理想的經濟效益。

考慮到「山莊」的建造和正式開業後必將爲東方文化事業作出巨大貢獻，因此，擬在「山莊」的設想中添加以下三項內容：

㈠、在「山莊」建立功德玉碑，將創建「山莊」總公司、設計「山莊」的有功人員之姓名鐫刻碑上，並將支持、讚助「山莊」的功德人士名諱亦列其上，以流芳後世。

㈡、建立國際名人、明星俱樂部和文化山莊科技獎勵基金會，鼓勵和獎賞在科學實踐中有傑出貢獻之學者、專家、仁人志士和功能人。

㈢、力爭創辦一旨在總結、闡述、繼承與發揚中華傳統養生、保健及其他傳統文化，並爲「山莊」運營服務的報刊。作出溝通一切與「山莊」有緣，對中華傳統文化感興趣，乃至有所見解和有所貢獻的讀者，同「山莊」之間的聯繫，宣傳「山莊」的宗旨，介紹「山莊」的各種情況，反映賓客的呼聲，選錄社會的反響等等，以便爲「山莊」贏得崇高而又文明的信譽。

附錄五：練功養生古語集粹

老君說百病

老君說：救災解難，不如防之爲昌，療疾治病，不如備之爲吉。今人見背，不預防之，而務救之；不預備之，而務藥之，故有君者不能社稷，有身者不能全壽命。是以聖人求福於未兆，絕禍於未有。蓋災生於稍稍，病起於微微，人以小善爲無益，故不肯爲。以小惡爲無損，故不肯改。小善不積，大德不成；小惡不止，以成大罪。故摘出其要，使知其所生焉，乃百病者也。

喜怒無常是一病，忘義取利是一病，好色壞德是一病，專心繫愛是一病，增欲令死是一病，縱貪蔽過是一病，毀人自譽是一病，擅變自可是一病，輕口喜言是一病，快意逐非是一病，以智輕人是一病，乘權縱橫是一病，非人自是是一病，侮易孤弱是一病，以力勝人是一病，貸不念償是一病，威勢自脅是一病，語欲勝人是一病，曲人自直是一病，唯心直人是一病，惡人自喜是一病，喜怒自伐是一病，名人有非是一病，以勞自怨是一病，以虛爲實是一病，喜說人過是一病，愚人自賢是一病，以功自予是一病，以富驕人是一病，以貴輕人是一病，以貧妒富是一病，以賤訕貴是一病，讒人求媚是一病，以德自顯是一病，敗人成功是一病，以私亂公是一病，好自掩意是一病，危人自安是一病，陰陽嫉妒是一病，激勵旁悖是一病，多憎少愛是一病，評論是非是一病，推負著人是一病，文拒鉤錫是一病，持人長短是一病，假人自信是一病，施人望報是一病，世施責人是一病，與人追悔是一病，好自怨諍是一病，罵詈蟲畜是一病，盜道厭人是一病，毀訾高才是一病，憎人勝己是一病，毒藥鴆飲是一病，心不平等是一病，以賢嘖嗃是一病，追念舊惡是一病，不受諫諭是一病，內疏外親是一病，投書敗人是一病，談愚痴人是一病，煩苛輕躁是一病，擿捶世理是一病，好自作正是一病，多疑少信是一病，笑顛狂人是一病，蹲踞無理是一病，醜言惡語是一病，輕易老少是一病，惡態醜對是一病，了戾自用是一病，好喜嗜笑是一病，喜禁固人是一病，詭譎諛諂是一病，嗜得欺詐是一病，兩舌無信是一病，乘滔歌橫是一病，罵詈風雨是一病，惡言好殺是一病，教人墮胎是一病，干預人事是一病，孔穴窺視是一病，借不念還是一病，負債逃竊是一病，背向異辭是一病，喜抵捍戾是一病，調戲必固是一病，故迷誤人是一病，探巢破卵是一病，刳胎剖形是一病，水火敗傷是一病，笑盲聾啞是一病，教人嫁娶是一病，教人摘捶是一病，教人作惡是一病，含禍離愛是一病，唱禍道非是一病，見便欲得是一病，強奪人物是一病。

老君曰：能念除此百病，則無災累，病疾是癒，濟度苦厄，子孫祐矣。

老君崇百藥

老君曰：古之聖人，其於善也，無小而不得，其於惡也，無微而不改。而能行之，可謂餌藥焉。所謂百藥者：

體弱性柔是一藥，行寬心和是一藥，動靜有禮是一藥，起居有度是一藥，近德遠色是一藥，除去欲心是一藥，推分引義是一藥，不取非分是一藥，雖憎猶愛是一藥，好相申用是一藥，爲人願福是一藥，救禍濟難是一藥，教化愚蔽是一藥，諫正邪亂是一藥，戒敕童蒙是一藥，開導迷誤是一藥，扶濟老弱是一藥，以力助人是一藥，與窮扶寡是一藥，矜貧救厄是一藥，位高下士是一藥，語言謙遜是一藥，恭敬卑微是一藥，不負宿債是一藥，愍慰篤信是一藥，質言端慤是一藥，推直引曲是一藥，不爭是非是一藥，逢侵不鄙是一藥，受辱不怨是一藥，推善隱惡是一藥，推好取醜是一藥，推多取少是一藥，稱嘆賢良是一藥，見賢自省是一藥，不自彰顯是一藥，推功引苦是一藥，不自伐善是一藥，不掩人功是一藥，勞苦不恨是一藥，懷實信厚是一藥，覆蔽陰惡是一藥，富有假乞是一藥，崇進勝己是一藥，安貧不怨是一藥，不自尊大是一藥，好成人功是一藥，不好陰私是一藥，得失自歡是一藥，陰德樹恩是一藥，生不罵詈是一藥，不評論人是一藥，好言善語是一藥，災病自咎是一藥，苦不假推是一藥，施不望報是一藥，不罵畜生是一藥，爲人祝願是一藥，心平意專是一藥，心靜意定是一藥，不念舊惡是一藥，匡刑弼惡是一藥，聽諫受化是一藥，不干預人是一藥，忿怒自制是一藥，解散思慮是一藥，尊奉老者是一藥，閉門恭肅是一藥，內修孝悌是一藥，蔽惡揚善是一藥，安廉守分是一藥，好飲食人是一藥，助人執忠是一藥，救日月蝕是一藥，遠嫌避疑是一藥，恬淡寬舒是一藥，尊奉聖制是一藥，思神念道是一藥，宣揚聖化是一藥，立功不倦是一藥，尊天敬地是一藥，拜謁三光是一藥，恬淡無慾是一藥，仁順謙讓是一藥，好生惡殺是一藥，不多聚財是一藥，不忘禁忌是一藥，廉潔忠信是一藥，不多貪財是一藥，不燒山木是一藥，空車助載是一藥，直諫忠信是一藥，喜人有德是一藥，赴與窮乏是一藥，代老負擔是一藥，除情去愛是一藥，慈人憫念是一藥，好稱人善是一藥，因富而施是一藥，因貴而惠是一藥。

老君曰：此爲百藥也。人有病疾，皆有過惡。陰掩不見，故應一疾病。因緣飲食，風寒溫氣起，由其人犯違於神，致魂逝魄喪，不在形中，體中空虛，精氣不守，故風寒惡氣得中之。是以聖人，雖處幽暗不敢爲非，雖居榮祿，不取爲利，度形而衣，量分而食，雖富且貴，不敢恣慾。雖貧且賤，不敢犯非，是以外無殘暴，內無疾病，可不愼之。

人能常清靜　天地悉皆歸

夫人神好清，而心擾之；人心好靜，而慾牽之。若能常遣其慾，而心自靜；澄其心，而神自清。自然六慾不生，三毒消滅。

內觀其心，心無其心，外觀其形，形無其形；遠觀其物，物無其物。三者旣悟，惟見於空，觀空亦空，空無所空。所空旣無，無無亦無。無無旣無，湛然常寂。寂無所寂，慾豈能生？慾旣不生，即是眞靜。眞常應物，眞常得性，常應常靜，常清靜矣。

如此清靜，漸入眞道。旣入眞道，名爲得道。雖名得道，實無所得。……能悟之者，可傳聖道。

眞常之道，悟者自得，得悟道者，常清靜矣。

選自《清靜經》

《遵生八箋・清修妙論箋》摘錄

寵辱不驚，肝木自寧；動靜以敬，心火自定；飲食有節，脾土不泄；調息寡言，肺金自全；恬然無慾，腎水有足。此皆生藥石，人當請事斯語。

氣清則神暢，氣濁則神昏，氣亂則神勞，氣衰則神去。故油盡燈滅，髓竭人亡；添油燈焰，補髓人強。

《太上日用經》曰：飲食餐完，禁口端坐，莫起邪念，世事俱忘，存神定意，眼不視物，耳不聞聲，身心內守，調息綿綿，呼吸自在，似有如無。心火下降，腎水上升，口中津生，靈眞附體，得至長生，與天齊壽。

《坐忘銘》曰：常默，元氣不傷；少思，慧燭內光；不怒，百神和暢；不惱，心地清涼；不求，無諂無媚；不執，可圓可方；不貪，便是富貴；不苟，何懼公堂。息自長。

《黃帝內經》摘錄

道貴常存，補神固根，精氣不散，神守不分……人神不守，非達至眞。至眞之要，在乎天玄。神守天息，復入本元，命曰歸宗。

故智者之養生也，必須四時而適寒暑，和喜怒而安居處，節陰陽而調剛柔。如是，則邪僻不至，長生久視。

《道德經》摘錄

爲學者日益，爲道者日損。損之又損之，以至於無爲。無爲則無不爲。

道常無爲，而無不爲。

道生一，一生二，二生三，三生萬物。

人法地，地法天，天法道，道法自然。

附錄六

常用氣功點穴的經穴圖解

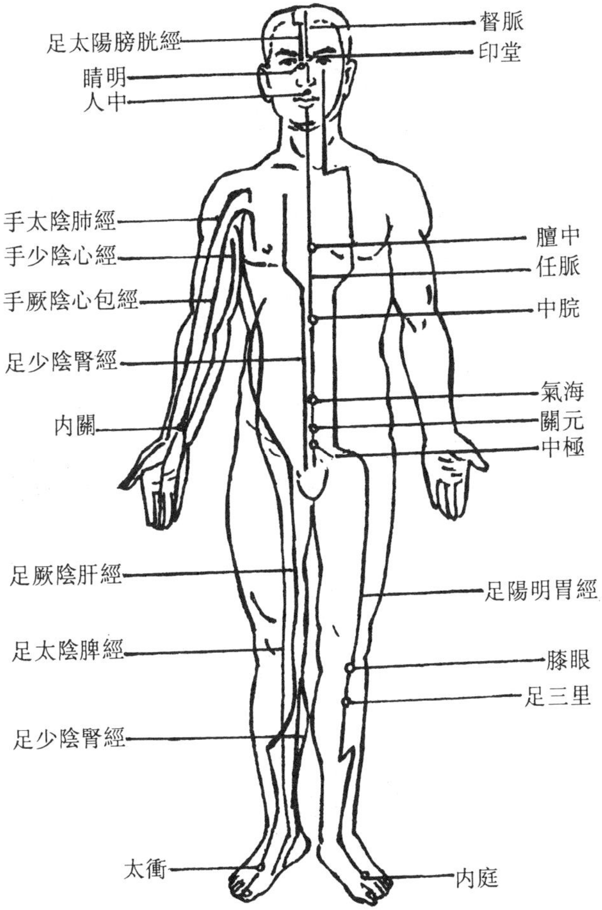

圖 8　十四經經穴正面分布圖

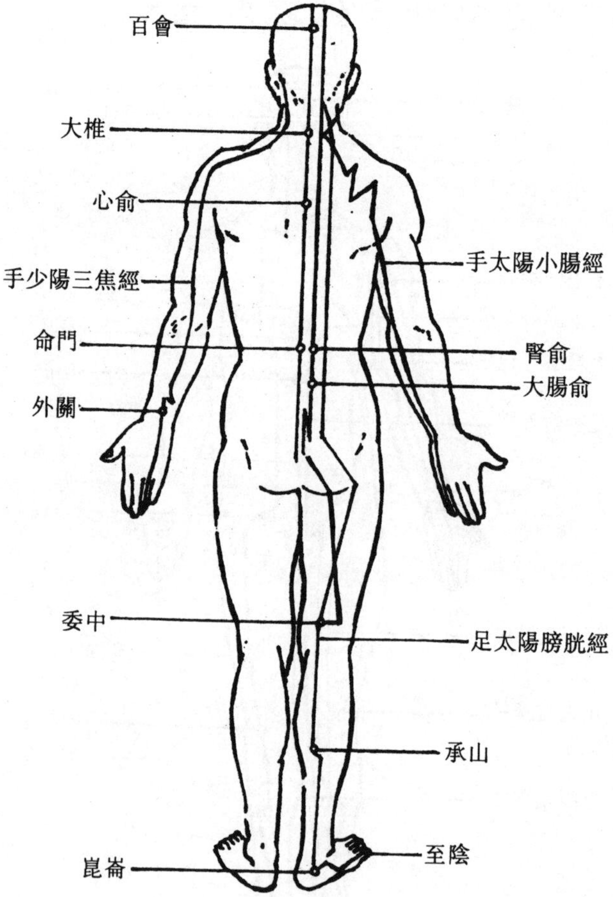

圖9　十四經經穴背面分布圖

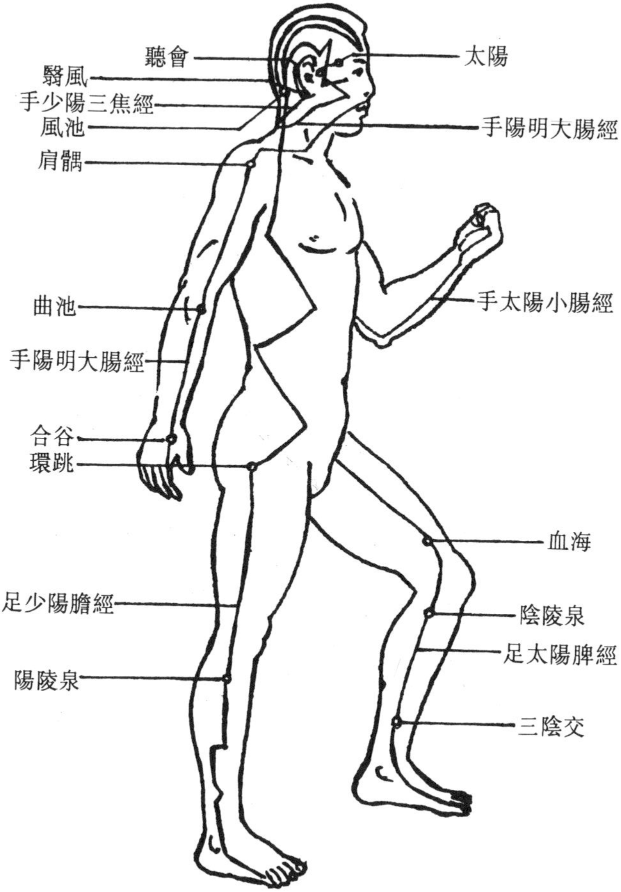

圖10　十四經經穴側面分布圖

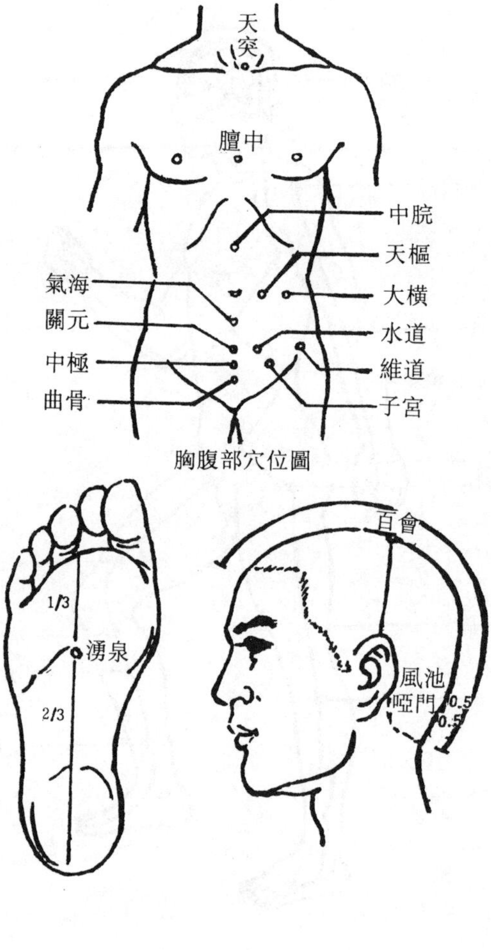

圖11　氣功常用穴位圖

附錄七

氣功點穴治病驗方

一、神經系統有關病症氣功點穴驗方

辨證選穴與配穴

1. 前頭痛。取穴：印堂、前頂、頭維；配穴：上星、外關。
2. 頭頂痛。取穴：百會、前頂、後頂；配穴：合谷、風池。
3. 後頭痛。取穴：風池、後頂、天柱；配穴：玉枕、合谷。
4. 側頭痛。取穴：太陽、頭維、合谷；配穴：風池、外關。
5. 頭暈與嗜眠。取穴：合谷、少商、風池；配穴：百會、尺澤。
6. 頭暈貧血。取穴：太陽、解谿、豐隆；配穴：合谷、足三里。
7. 神經衰弱失眠。取穴：神門、外關、少衝；配穴：合谷、足三里。

8.胃腸疾病失眠。取穴：足三里、中脘、關元；配穴：內關、氣海、大腸俞。

9.冠心病失眠。取穴：內關、足三里、勞宮；配穴：神門、心俞。

10.內分泌病失眠。取穴：合谷、曲池、肺俞；配穴：三陰交、足三里。

二、呼吸系統有關病症氣功點穴驗方

辨證選穴與配穴

1.咳嗽。取穴：太陽、雲門；配穴：合谷、尺澤。

2.咳嗽咳痰。取穴：肺俞、天突、豐隆；配穴：合谷、尺澤。

3.久患喘咳。取穴：太淵、雲門、肺俞；配穴：尺澤、合谷。

4.喘息。取穴：天突、合谷、膻中；配穴：後谿、足三里。

5.前胸痛。取穴：內關、曲池、大陵；配穴：膻中、合谷。

6.後胸痛。取穴：外關、天宗、支溝；配穴：委中、章門。

三、消化系統有關病症氣功點穴驗方

辨證選穴與配穴

1.某些熱病所致。取穴：金津、玉液；配穴：內關、足三里。
2.胸部疾病所致。取穴：合谷、少商、足三里；配穴：膻中、尺澤。
3.胃腸疾病所致。取穴：足三里、內關、中脘；配穴：關元、胃俞。
4.內耳疾病所致。取穴：風池、翳風、天柱；配穴：合谷、尺澤。
5.婦科疾病所致。取穴：三陰交、合谷、血海；配穴：氣海、足三里。
6.食慾不振。取穴：足三里、曲池、支溝；配穴：中脘、內關。
7.胃痛。取穴：足三里、中脘、內關；配穴：幽門、章門。
8.胃酸過多。取穴：胃俞、大腸俞、內關；配穴：足三里、大杼。
9.胃酸缺乏。取穴：肝俞、胃俞、中脘；配穴：內關、足三里。
10.腹瀉。取穴：天樞、內關、足三里；配穴：氣海、三陰交。
11.便秘。取穴：足三里、天樞、大腸俞；配穴：陽陵泉、太白。
12.大便失禁。取穴：八髎、氣海、關元；配穴：足三里、命門。
13.吐血。取穴：大陵、合谷、氣海；配穴：足三里、內關。
14.腹水。取穴：合谷、足三里、支溝；配穴：三陰交、內關。

四、運動系統有關病症氣功點穴驗方

辨證選穴與配穴

㈠項、肩、背、腰、骶部疼痛和運動障礙

1.項部痛。取穴：完骨、風池、合谷；配穴：列缺、大杼。

2.肩胛上部痛。取穴：大杼、肩井；配穴：支溝、外關。

3.肩胛下部痛。取穴：肩髃、肩貞；配穴：天宗、外關。

4.背部痛。取穴：尺澤、委中；配穴：曲池、落至。

5.腰痛。取穴：環跳、委中、承山；配穴：人中、陽陵泉。

6.骶痛。取穴：三陰交、承山、崑崙；配穴：環跳、委中。

㈡上肢感覺疼痛

1.前臂痛。取穴：內關、外關、曲池；配穴：合谷、尺澤。

2.肩臂痛。取穴：曲池、肩井、肩髃；配穴：合谷、外關。

㈢下肢疼痛及運動障礙

1.小腿痛。取穴：陽輔、三陰交、陽陵泉；配穴：陰陵泉、足三里。

2.大腿痛。取穴：委中、風市、環跳；配穴：承山、承筋。
3.髂部痛。取穴：環跳、髀關、陽陵泉；配穴：委中、風市。
4.踝部痛。取穴：金門、崑崙、照海；配穴：承筋、僕參。
5.足心痛。取穴：崑崙、湧泉、照海；配穴：金門、僕參。
6.下肢癱瘓。取以上諸穴：交替應用，運氣施手法。

五、腎臟及泌尿系統有關病症氣功點穴驗方

辨證選穴與配穴

1.尿頻。取穴：中極、氣海、關元；配穴：三陰交、合谷。
2.尿閉。取穴：氣海、中極、關元；配穴：水道、命門。
3.尿結石。取穴：氣海、關元、足三里；配穴：八髎、命門。
4.遺精。取穴：三陰交、關元、中極；配穴：命門、腎俞。
5.陽痿。取穴：三陰交、關元、中極；配穴：命門、腎俞。

六、五官科有關病症氣功點穴驗方

辨證選穴與配穴

1. 耳鳴、耳聾、耳痛。取穴：聽宮、風池、翳風；配穴：合谷、足三里。
2. 鼻出血。取穴：合谷、迎香、大椎；配穴：委中、風府。
3. 鼻堵塞、嗅覺障礙。取穴：迎香、上星；配穴：合谷、人中。
4. 結膜充血。取穴：睛明、絲竹空、瞳子髎；配穴：合谷、攢竹。
5. 溢淚症。取穴：攢竹、風池、合谷；配穴：太陽、瞳子髃。
6. 暈厥、休克。取穴：少商、人中、十宣；配穴：內關、湧泉。
7. 驚厥。取穴：合谷、少商、人中；配穴：十宣、湧泉。
8. 失語。取穴：啞門、大椎、支溝；配穴：湧泉、足三里。

七、婦科有關病症氣功點穴驗方

辨證選穴與配穴

1. 痛經。取穴：氣海、上髎、大腸俞；配穴：腎俞、血海。

2.月經少或閉經。取穴：三陰交、合谷、中極；配穴：血海、命門。
3.月經過多。取穴：氣海、關元、足三里；配穴：隱白、委中。
4.白帶多。取穴：三陰交、氣海、腎俞；配穴：帶脈、中極。

附錄八：

少林常用練功藥方藥酒

一、少林奪命丹：當歸、草烏（製）、乳香（製）、沒藥（過油炸）、血竭各五十克，自然銅（醋淬七次）二十五克，研細末爲丸，梧桐籽大，每次一丸，黃酒送下。有活血化淤、通絡止痛功效。

二、少室復生散：麝香〇．三克、地鱉蟲七．五克、蘇合香九克、自然銅（醋炒）二十四克，乳香（醋製）、沒藥（醋製）、朱砂、木香、血竭、巴豆霜各三克。以上十味共研細末，裝瓶備用。用於外傷休克及心血管缺血疼痛等症。

三、少林解酒方：少林禪師飲酒，爲唐太宗李世民所封，偶有過量至醉或中毒不省人事者，用葛花三十克、五味子九克煎湯一碗，灌服，片刻即可蘇醒。

四、少林當歸飲：當歸、澤蘭各二十四克，紅花、桃仁、丹皮、蘇木各九克，水五百克，酒二百克共煎。用於血虛頭痛、月經不調及外傷。

五、少林大力丸：蒺藜（鹽水泡、炒）、魚膠（蛤粉炒）、全當歸（酒炒）、生地

（酒泡、蒸三遍）各五百克，共為細末，煉蜜為丸，梧桐籽大。有壯力、長勁之功。

六、少林英雄丸：沙苑蒺藜二百五十克，甜瓜子、虎脛骨、龜板、白勺、當歸、破故紙各六十克，續斷五十克、杜仲九十克、自然銅十五克、朱砂二十克、地龍三十克，地鱉蟲十個，共為細末，煉蜜為丸，十克重。前半月鹽水送下，後半月黃酒送下。此丸壯腰健腎，增長功力，用於各季練功最佳。

七、少林練功舒筋丹：當歸、赤芍、紅花、舒筋草、木瓜、牛膝各九十克，白芷、防風各六十克，小茴香、陳皮各十五克，木香三十克，共為細末，煉蜜為丸，十克重，每次一丸，日服二次。能舒筋壯骨及增長功力。

八、少林壯膽散：當歸、白朮、生地、白芍各三十克，炒棗仁、柏子仁各十五克，神曲、山楂各十八克，益智仁、茯神、黃芪、天冬各十二克，朱砂三克。共為細末，煉蜜為丸，十克重，有補血益氣、安神安志、壯骨增勁之功。

九、少林素食清飲法：禪師主食是五穀雜糧，日餐三變，七天大變，並注意節食。蔬菜以寺內種植的白菜、蘿蔔、茄子等為主。適當採些野菜，如：蒲公英、苜蓿、豌豆筍等。四季多飲白開水，春天用金銀花、連翹泡茶，以防瘡疥；夏天用翻白草、車前草泡茶，以防腸道病。素食提供僧人豐富營養，所以歷代禪師形體瘦，但內壯。

附錄九：

飛龍八卦信息養生系列產品

天津飛龍有限公司研製、開發推出了飛龍信息養生墊、飛龍養生藥物靠墊、藥枕、健腦益智帽等系列產品，深受用戶歡迎。

飛龍八卦信息養生墊，根據易經八卦之易理和中醫補瀉之醫理，選用幾十種名貴中藥材，將藥品按不同方位、依八卦九宮之布局，經過氣功師特殊信息處理，分裝墊內。應用此墊可疏通經絡、調攝心神氣血，能神速貫通人體五臟六腑奇經八脈，促進臟腑陰陽平衡。

此墊經國內外多位易學專家評定和國際名人的使用，被譽爲「藥壇霸王」「信息功能泰斗」和「神效極品」。本墊散發出的特殊信息藥味，通過會陰、環跳、尾閭等諸多穴位，進入體內發揮祛疾除病的神奇功效。具有抑制惡性腫瘤細胞生長、增強人體免疫功能、迅速消除疲勞以及補腎塡精、嫩膚減肥和養容的作用。對哮喘、高血壓、低血壓、腦血栓、風濕病、腰腿痛、坐骨神經痛，骨質增生症，痔漏、脫肛、男科及婦科病、皮膚病等均有顯著療效和預防作用，無任何毒副反應。它是集氣功和特異功能信息、防病、抗病、保健於一身的養生珍品，也是饋贈貴賓、親友的最佳選擇。

利用氣功師的特殊信息，可益智開慧、延年增壽、激發人體潛能並開發少兒智力。不論任何職業的人，只要使用此墊，都會感到頭清目明、精力充沛。特別是氣功愛好者、習武者或功前打坐者，使用飛龍八卦信息坐墊後，片刻間會自感脈順氣從、渾身輕盈或剛勁有力。另外，還會深感此坐墊有助於長功。

飛龍八卦信息養生墊在一九九五年國際科學與和平週精品展覽會上，榮獲首屆醫療保健品博覽會和老年保健精品博覽會兩項金獎，並於一九九七年四月榮獲第五屆中國專利技術博覽會金獎。

附錄十：

當代中醫學又一新突破

——國家一級氣功醫療師齊飛龍大師創出八卦口內神針祛疾除病法

中國少林禪密功創立人齊飛龍大師根據祖傳中醫秘訣，創出八卦口內神針祛疾除病法，爲我國中醫、氣功領域做出新貢獻。

齊飛龍大師生於武術、中醫世家。先後拜師於少林武憎總教頭（河南省政協副主席、中國武術家協會副主席）、少林秘法禪圓功之大成者——少林高僧釋素雲大師、青海夏日冬活佛和十世班禪額爾德尼・卻吉堅贊大師，深得少林功和密宗大法之眞傳。

齊飛龍大師根據我國中醫五行學說、傳統體針、易經八卦、天干地支、河圖洛書等經典理論，經過二十多個春秋潛心鑽研，在自己身上大膽實踐，終於創出八卦口內神針祛疾除病法，在口內上唇行針，一針能穿透七十二個穴位，治療頑疾絕症。齊大師巧妙運用多種功法和中醫秘典綜合祛病，以其創立的少林禪密功和獨創的八卦口內神針結合氣功點穴，祛病神速奇效，往往多年沈疴經大師調理立竿見影、手到病除、意到病除、氣到病除。齊大師運用上述功法，精益求精、毫無保留地爲廣大民衆調理高血壓、低血壓、糖尿病、肺炎、肝炎、膽結石、腎結石，痴呆、偏癱、腫瘤、各種神經痛、骨質增生、骨傷、婦科病及其他一切疑難雜症，效果顯著。對美容去皺、健身延壽、減肥健美等也有奇效。

齊大師奉師命出山後，廣結善緣，普度衆生，親傳少林禪密功，爲學童開慧並進行愛國教育，痊癒病人不計其數。「神功傳天下，活佛度衆生」、「飛龍騰空震中華，普度衆生第一家」、「一代高尚宗師，萬千眞傳弟子」，道出了無數受益者共同心聲。

附錄十一：

四正、九優、六重、一嚴

——談談齊飛龍老師的優勢

鍾　欣

春節，一位久遠的朋友在閒聊中關切地問：「當前氣功形勢仍處於低谷，你師父的飛龍養生文化山莊的宏偉規劃還能實現嗎？」我斬釘截鐵地告訴他：「一定能實現。」我之所以這樣回答，是因爲齊老師具有四正、九優、六重和一嚴的優勢。

四正，是指他人正、心正、氣正、目標正。這是他事業能夠成功的道德上的保證。

九優，是指他精深的秘法、高明的醫術、奇絕的武功、特異的功能、非凡的靈性、寬廣的胸襟、超常的膽識、驚人的堅韌和充分的自信。這是他事業能夠成功的意志、才能和實力方面的保證。

六重，是指做事重科學、經營重效益、用人重才能、育人重忠誠、交往重信義、賺錢重機遇。這些是他事業能夠成功的經營管理方面的保證。

一嚴，是指他無論對自己、對公司的職員、學員、弟子以及對公司經營的產品質量從嚴要求。這是他事業能夠成功的領導威信上的保證。

當然，一個人的成功不能只憑主觀上的優勢，還需要天時、地利與人和問題，也就是說與時代形勢、所處環境，以及人緣關係密切相關。前不久，黨中央宣傳部和國家體委等七部委局下達了《關於加強社會氣功管理的通知》，表明了黨和國家對氣功活動的肯定、關懷和支持，這是齊老師從事氣功事業能夠成功的政治方面的保證。

附錄十二：

天津飛龍養生康復學校簡介

天津飛龍養生康復學校是一所從事人體生命科學研究、弘揚民族文化的綜合性院校。

主要傳授中國禪密功和少兒禪密啓智功。尤以少兒禪密啓智功影響最大。現代社會是個信息社會、知識社會，孩子能否駕馭這個時代是每個家長所憂心的問題。「少兒智力提高班」所採用的功法是經齊飛龍老師精心鑽研反覆實踐的成果，除具有開發智力提高青少年的自控力外，還簡單易學，適合兒童的生理特點。

通過幾年來對上萬名兒童的開智實驗表明，人體的潛能是多方面、多層次的。氣功利用高能、高息，直接開發人體大腦超常功能和超常思維對於縮短學習時間、提高學習效率、實現聰明智慧具有顯著的作用。

這套功法已被廣大學生家長和青少年所接受，並在廣泛地傳播。

天津飛龍養生康復學校從一九九七年起面向全國廣泛招收面、函授學員。設有下列學習班：

1.少兒智力提高班

能開慧、增智、激發潛能、增強體質、改善睡眠和食慾、上課精神集中、提高學習成績、培養對知識和事物的廣泛興趣，進行多元思維和形象思維。

2.祛疾康復班

通過三天的學習可達到祛病、強身、測病、治病、開發人體潛能的效果。

3.少林禪密功學習班

可掌握少林禪密功健身開智及爲他人診治疾病的修煉方法和多種應用技能。

4.培元固本班

祛病強身、保持青春活力、提高生活質量。

通訊地址：天津市紅橋區勤儉道洪湖里三門三樓三〇一號

郵政編碼：300131

電　　話：（022）2651389 8

（022）2653389 8

後記

《中國少林禪密功》是天津飛龍養生康復學校的傳統養生文化系列著作之一。由於時間倉促，書中錯誤之處敬請廣大讀者朋友們諒解並及時指正。

氣功歷史，淵遠流長，功效奇特。隨著科學技術的迅速發展，古老的氣功被人們逐漸應用到醫療、養生、體育、教育、航天、地礦及軍事等各個方面。它作爲一門新興的人體科學已登上了科學的大雅之堂，並日益受到世界各國的重視。對氣功科學的研究和探討，將會對整個自然科學和社會科學起到一個推動作用。

本書的出版，希望氣功界的同道，共同切磋，相互學習、交流思想。爲加強氣功研究和應用造福全人類作出更大的貢獻。

在此，一併感謝爲本書的出版給予很大支持的人民體育出版社的領導和編輯部張建林老師。

齊飛龍

大展好書　好書大展
品嘗好書　冠群可期

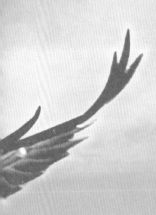

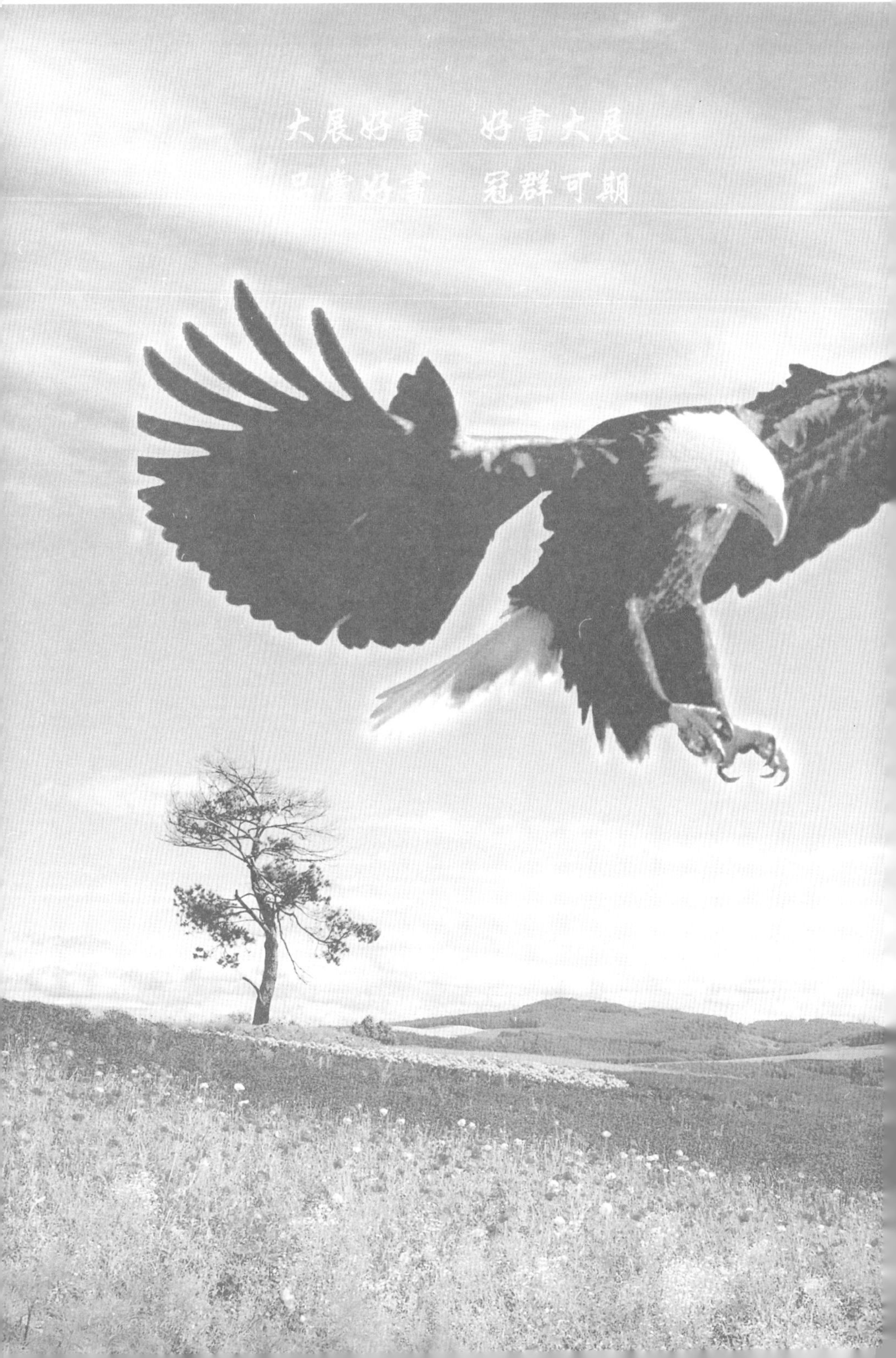
大展好書　好書大展
品嘗好書　冠群可期